QUE SAIS-JE ?

Le service public hospitalier

DIDIER STINGRE

Directeur d'hôpital
Diplômé de l'École des hautes études en santé publique
DEA de droit de la santé

Cinquième édition mise à jour
16e mille

DU MÊME AUTEUR

D. Stingre, *Essai d'analyse du coût diagnostic en pathologie cardio-vasculaire*, Rennes, ENSP, 1982.

D. Stingre, *L'Action du Conseil de l'Europe dans le domaine du sang et des substances d'origine humaine*, Université de Bordeaux, 1989.

Management hospitalier pour le praticien (ouvrage collectif), Paris, Masson, 1997.

D. Stingre, *L'Accréditation des établissements publics de santé : approche méthodologique, analyse prospective de la démarche préaccréditive*, École centrale de Paris, 1999.

P. Lachèze-Pasquet et D. Stingre, *L'Administration de l'hôpital*, Paris, Berger-Levrault, 8e éd., 1999.

D. Stingre, *La Fonction publique hospitalière*, Paris, PUF, coll. « Que sais-je ? », no 3511, 2e éd., 2006.

D. Stingre, *Les Réseaux de santé : comment évaluer ?*, Université de Marne-la-Vallée, 2002.

Le réseau Alzheimer de Marseille et de la région PACA (ouvrage collectif), Marseille, Solal, 2002.

Jurisclasseur Lamy : Droit de la santé (ouvrage collectif), Paris, Lamy, 2e éd., 2009.

D. Stingre, P. Parneix, *Les Infections nosocomiales*, Bordeaux, Les Études hospitalières, 3e éd., 2010.

ISBN 978-2-13-059499-4
ISSN 0768-0066

Dépôt légal – 1re édition : 1997
5e édition mise à jour : 2012, mai

INTRODUCTION

« L'hôpital en crise », « l'hôpital malade de ses structures » : autant de formules très médiatiques qui interpellent sans cesse la société sur l'évolution de notre système sanitaire, sur ce qu'elle est en droit d'en attendre alors que, dans tous les esprits, la santé se trouve sacralisée.

L'hôpital est devenu un thème obligé de la réflexion collective parce que l'on y naît, que l'on y préserve la vie et que l'on y décède. Quelle autre institution peut se targuer d'une aussi forte présence symbolique au sein du groupe social ?

Institution puissante donc, mais également fragile parce que participant d'une logique économique avec pour bailleur de fonds un système de protection sociale très dégradé dans ses sources de financement et dont la recomposition s'impose aux pouvoirs publics ne serait-ce justement que parce que « la protection sociale est au cœur de notre cohésion sociale » (Alain Minc).

En regard, l'hôpital souffre « d'incapacité chronique à se réformer ». Ce diagnostic porté par le professeur Guy Vallancien (*Les Échos*, 18 janv. 2010) appelle nécessairement à l'interventionnisme : « il n'y a pas d'autre solution que de lui perfuser une très forte dose d'aide au changement, tout en révisant son organigramme de décision et d'action ».

Volonté économique et sociale certes, mais aussi, par conséquent, volonté de réforme profonde de l'organisation et des pratiques de l'action publique. La législation contemporaine s'inspire de manière très directe de cet axiome dans son souci d'ouvrir l'hôpital sur son environnement, de décloisonner les structures sanitaires et d'améliorer l'implantation territoriale de notre système de santé avec une perspective : répondre de manière optimale à la demande de soins par une adaptation qualitative de l'offre sanitaire.

C'est dans un dessein presque semblable que, dans les années 1970, avait émergé la notion de *service public hospitalier* qui tendait à créer une très large complémentarité non seulement entre établissements publics de santé, mais aussi entre le secteur public d'hospitalisation et l'hospitalisation privée.

La loi du 21 juillet 2009 *portant réforme de l'hôpital et relative aux patients, à la santé et aux territoires* (dite loi HPST) abandonne le cadre d'organisation du SPH (mais pas ses objectifs) au bénéfice d'une autre légitimité, celle de *missions de service public* accessibles à tout acteur de santé. Cette loi, généreuse dans ses finalités, entend apporter « des réponses aux grands enjeux que sont l'accès de tous aux soins, la lutte contre les "déserts médicaux", le décloisonnement entre les soins ambulatoires, les soins hospitaliers et le secteur médico-social, l'amélioration de la prise en charge des maladies chroniques, la santé des jeunes et, d'une manière générale, la coordination du système de santé » (Conseil des ministres du 22 oct. 2008). Elle a fait l'objet de longs travaux préparatoires et ses prodromes se retrouvent dans les recommandations de la RGPP *(Révision générale des politiques publiques)* portée par le ministère du Budget, des Comptes publics, de la Fonction publique et de la Réforme de l'État et les conclusions des États généraux sur l'organisation des soins (EGOS) qui se sont tenus de novembre 2007 à avril 2008. Ces travaux ont réaffirmé l'exigence d'une approche territoriale de la santé et ont mis en exergue la nécessaire implication des acteurs de santé ayant un exercice libéral. Ceci est déterminant : pour garantir le meilleur niveau de santé possible à l'ensemble de la population, où qu'elle réside, l'initiative publique ne doit plus uniquement se fonder sur la création ou le développement de structures sanitaires. Le mode le plus adapté d'organisation ne passe plus désormais par l'hôpital et l'amplitude de ses moyens.

La gouvernance du système de santé doit s'assigner un *objectif de performance*. De nombreux rapports se sont exprimés sur ce point et ont concouru à la réflexion collective qui a mené à la loi HPST. De ces travaux émerge celui piloté par le sénateur Gérard Larcher, alors président de la commission des Affaires sociales du Sénat puis président de la Haute Assemblée jusqu'en 2011. Ce *Rapport sur les missions de l'hôpital*, remis au président de la République le 11 avril 2008, a directement inspiré la loi du 21 juillet 2009. Son application a fait l'objet, en mars 2011, d'une évaluation par le Parlement (Rapport des députés C. Paul et J.-M. Rolland) et certaines de ses dispositions ont été adaptées par la loi n° 2011-940 du 10 août 2011 (proposition de loi du sénateur J.-P. Fourcade du 13 juillet 2011 et décision du Conseil constitutionnel du 4 août 2011).

Celle-ci n'est donc pas seulement une loi de réforme hospitalière : il s'agit d'une grande loi de santé, très globalisante, intégrant la modernisation des établissements de santé et la régulation territoriale de l'offre de soins *via* la création *d'agences régionales de santé*. Loin d'une unique valence d'organisation institutionnelle, elle concerne l'hôpital parce qu'il constitue un des éléments majeurs de l'offre : la régulation de son fonctionnement importe, car il doit être amené à donner une réponse de santé, dans le champ qui est le sien, pertinente qualitativement et économiquement. L'acronyme de la loi est explicite de sa portée et de cette volonté des pouvoirs publics de penser l'hôpital comme élément d'un parcours de soins et non comme le centre de ce parcours. La loi élargit le paysage sanitaire, définit des niveaux de recours s'adossant aux soins de santé primaires, pensés très tôt par l'OMS, qui « offrent le moyen d'organiser la gamme complète des soins du foyer à l'hôpital, en donnant autant d'importance à la prévention qu'à la guérison et en investissant les ressources de manière rationnelle aux différents niveaux de soins » (OMS, *Rapport sur la santé dans le monde*, 2008).

Elle réaffirme pour cela la nécessité d'une logique contractuelle entre l'État et les acteurs de santé, afin de permettre de prendre en compte ces dimensions essentielles que constituent : réponse aux besoins de santé dans un contexte d'aménagement du territoire, qualité des prestations, maîtrise des coûts, avec pour corollaire le pilotage médico-administratif des institutions sanitaires et l'affirmation du rôle régulateur de l'État[1].

Notre système sanitaire, quels qu'en soient les aspects, connaît de la sorte, aujourd'hui, une mutation certainement sans précédent. Tel est l'objet du présent ouvrage.

1. Sur ce rôle de l'État : *Rapport de l'Agence internationale de notation Fitch Ratings* du 2 septembre 2011, « La notation des hôpitaux publics ».

Chapitre I

PROJET RÉGIONAL DE SANTÉ ET PLANIFICATION SANITAIRE

Les prodromes d'une planification sanitaire se retrouvent dans la loi du 21 décembre 1941 qui consacra l'hôpital comme établissement sanitaire et social et recommanda la mise en place d'un recensement des équipements publics et privés existants « pour savoir ce qu'il y a lieu d'entreprendre dans l'avenir, éviter les doubles emplois et les gaspillages d'argent ». Cette même préoccupation concourra, dans le cadre du IIe Plan (1954-1957) à la constitution d'une Commission de l'équipement sanitaire et social. Mais c'est la loi du 31 décembre 1970 créant le service public hospitalier qui instaura la *planification sanitaire* telle qu'on l'entend encore aujourd'hui : c'est à ce moment en effet que se conjuguent, sous cette terminologie, action de prévision, de mise en œuvre et allocation de ressources.

Avec cette loi, à bien des égards fondatrice, notre système sanitaire se trouva déterminé par une *carte sanitaire*, contingentant les politiques d'équipement et contraignant les structures des établissements de soins (publics et privés) tant au niveau de leur capacité en lits qu'à celui des équipements techniques jugés les plus coûteux (« équipements lourds »).

Cette carte sanitaire fut par la suite (loi du 31 juill. 1991) complétée et enrichie par un *Schéma régional d'organisation sanitaire et social* (SROSS), la vocation commune de ces deux documents étant de « prévoir et susciter les évolutions nécessaires de l'offre de soins en vue de satisfaire de manière optimale la demande de santé ».

L'ordonnance du 4 septembre 2003[1] simplifia les procédures de planification en retenant le schéma d'organisation sanitaire comme document unique entraînant *ipso facto* la suppression de la carte sanitaire, jugée trop rigide et fondée plus sur le principe d'égalité que sur celui d'équité en matière de répartition des équipements et moyens.

Dans le cadre de la loi HPST, les agences régionales de santé ont en charge l'élaboration d'un *Projet régional de santé* (PRS) fixant les grandes orientations et les objectifs à atteindre. Ce projet est décliné en trois schémas régionaux opérationnels : prévention et santé, organisation des soins hospitaliers et ambulatoires, médico-social. La planification sanitaire, loin d'être remise en cause, se trouve donc étendue, dans ses principes régulateurs et programmatifs, à l'ensemble des secteurs de santé. Jusqu'à présent, en effet, le domaine sanitaire était l'une des rares activités (toutes activités confondues) où la planification était encore présente, tout cela dans des schémas disjoints et non coordonnés. L'objectif donné par la loi aux ARS est donc de définir une planification de santé unifiée répondant, d'une part, à une volonté de maîtrise économique et, d'autre part, à une recherche d'équité dans l'accès aux soins (accessibilité, qualité, efficacité).

I. – Les établissements de santé

La loi du 21 juillet 2009 pose le principe d'une définition unique des établissements de santé publics, privés et privés d'intérêt collectif (ESPIC, ex-PSPH) qui assurent le diagnostic, la surveillance et le traitement des malades, des blessés et des femmes enceintes.

Une des caractéristiques de notre système sanitaire est en effet la forte hétérogénéité juridique de ses composantes institutionnelles. Antérieurement à 2009 se distinguaient juridiquement :

– *les établissements privés à but lucratif* (*les cliniques privées* 1 067 en 2009) : sociétés commerciales créées

1. Ordonnance n° 2003-850 du 4 septembre 2003.

avec des capitaux privés et soumises au droit privé. Les praticiens y exercent en libéral avec réversion d'une part à l'institution où ils exercent ;

– *les établissements privés à but non lucratif* (800 établissements en 2009) : ils relèvent d'un statut d'associations loi 1901 et sont gérés essentiellement par des mutuelles, des organismes de Sécurité sociale ou des fondations. Ils partagent les valeurs et principes attachés à l'hospitalisation publique : égal accès aux soins pour tous, permanence de l'accueil, continuité des soins. Parmi ces établissements, on distingue les centres régionaux de lutte contre le cancer (CRLCC au nombre de 20) et les Hôpitaux d'instruction des armées (HIA au nombre de 9 ; cf. « Le Service de santé des armées », p. 38). Certains d'entre eux, majoritaires (560), avaient adhéré au SPH. Ces établissements privés à but non lucratif participant au SPH (PSPH) ont, aujourd'hui, sous le régime de la loi HPST, la possibilité de se transformer en établissements de santé privés d'intérêt collectif (ESPIC) ;

– *les établissements publics de santé* (*EPS* au nombre de 1 047 en 2009) : ce sont des personnes morales de droit public, soumises au contrôle de l'État (ministère de la Santé, agences régionales de santé, préfet) et rattachées aux collectivités territoriales (communes et départements). Les médecins hospitaliers sont majoritairement salariés et relèvent de statuts particuliers. Les personnels non médicaux relèvent, quant à eux, de la fonction publique hospitalière (cf. « Que sais-je ? », n° 3511).

Il est éclairant de rappeler l'évolution chronologique de leur classification.

Jusqu'en 1970, les hôpitaux publics se trouvaient classés selon un critère géographique unique né des dispositions de la loi du 21 décembre 1941 relative aux hôpitaux et hospices publics (décret n° 891 du 17 avr. 1943). La loi du 31 décembre 1970[1] compléta ce choix par une classification

1. Loi n° 70-1318 du 31 décembre 1970 portant réforme hospitalière.

selon la nature des soins, les deux classifications ne s'excluant pas, mais se superposant.

Les lois et ordonnances successives ont par la suite toutes concouru à simplifier cette architecture : le choix d'une planification renforcée (territorialité des actions de santé), adossée à une reconnaissance qualitative des interventions sanitaires (niveau de soins à atteindre et degré de technicité des établissements selon un territoire considéré) imposait une telle orientation.

Rappelons ces quelques étapes.

1. **La classification selon la nature des soins.** – La volonté initiale du législateur (lois des 31 déc. 1970 et 4 janv. 1978) était d'optimiser l'utilisation des équipements sanitaires en opérant une distinction franche entre le sanitaire (accueil de malades en phase aiguë, convalescents et personnes ayant perdu leur autonomie de vie et requérant un suivi médical constant) et le social (fonction unique d'hébergement). Une loi distincte consacrait le champ social et médico-social (loi du 30 juin 1975, abrogée par la loi n° 2002-2 du 2 janvier 2002).

Cette idée généra l'individualisation des notions de *court, moyen* et *long séjour*, relevant du champ sanitaire.

La loi du 31 juillet 1991 et les textes postérieurs reprirent ces grandes notions en précisant que les établissements de santé (publics ou privés) avaient pour objet de dispenser :

- *Avec ou sans hébergement :*
  - des *soins de courte durée ou concernant des affections graves* pendant leur phase aiguë en médecine, chirurgie, obstétrique, odontologie ou psychiatrie ;
  - des *soins de suite ou de réadaptation (SSR)* : on retrouve, là, la notion de moyen séjour.

- *Des soins de longue durée comportant un hébergement (unités de soins de longue durée, USLD)*, dispensés à des personnes n'ayant plus leur autonomie de vie (reprise de la notion de long séjour).

D'autre part, rompant avec le principe d'étanchéité de compétence posé en 1970, les établissements sanitaires pouvaient à nouveau concourir au champ social et médico-social. Le sanitaire cessait donc, au moins au plan théorique, d'être un isolat, de logique et de développement autarcique, pour intégrer le champ élargi des politiques de santé publique, recouvrant naturellement le champ sanitaire mais également le social, le médico-social, la prévention : tout ce qui concourt à la qualité de santé d'une population. Par voie de conséquence, la nécessité de complémentarités dans l'action des différents acteurs, les partenariats renforcés et structurés, le fonctionnement en réseaux aux interventions de santé hiérarchisées s'imposèrent.

La loi du 21 juillet 2009 reste dans le droit-fil de ce constat et en réaffirme la pertinence.

2. **La classification géographique.** – Il s'agit là, historiquement, de la première tentative de classification des établissements d'hospitalisation publics (loi du 21 déc. 1941).

A) *Les établissements de soins publics* se trouvaient, dans cette configuration, classés de façon pyramidale :

- *les centres hospitaliers régionaux* (CHR ou CHRU dans les villes sièges d'une faculté de médecine) possédaient les spécialités médicales et chirurgicales de très haute technicité soutenues par un plateau technique dense et diversifié ;
- *les centres hospitaliers* (CH/CHG) avec, pour mission principale : l'urgence, les examens de diagnostic, les hospitalisations de courte durée ou concernant les affections graves pendant leur phase aiguë, les accouchements et les traitements ambulatoires ;
- *les centres hospitaliers spécialisés* (CHS) dispensaient des traitements à vocation unique, essentiellement ceux liés aux maladies mentales (terminologie supprimée par la loi du 31 juillet 1991) ;
- *les hôpitaux locaux* au fonctionnement médical minimum se caractérisant par l'absence de service de chirurgie et

d'obstétrique et comportant généralement, outre un service de médecine, des unités de moyen et de long séjour.

B) *La loi du 31 juillet 1991* opéra une simplification essentielle en ne distinguant plus que deux grandes catégories d'établissements : les hôpitaux locaux et les centres hospitaliers dont certains à vocation régionale, compte tenu de leur haute spécialisation. La classification selon la nature des soins n'était pas, quant à elle, remise en cause, seule changeait la terminologie les qualifiant.

a) Les centres hospitaliers, individualisés ainsi qu'il suit :

– les *établissements publics nationaux* : le centre hospitalier national d'ophtalmologie des Quinze-Vingt ; l'hôpital national de Saint-Maurice (SSR) ; l'établissement public national de Fresnes (hôpital pénitentiaire) ;
– les *centres hospitaliers régionaux* (au nombre de 32 aujourd'hui) avec une double vocation : soins de « recours » pour les autres établissements sanitaires de la région, soins de première intention pour la population de leur proche environnement. Ceux des CHR participant d'une convention hospitalo-universitaire (au nombre de 30 en 2012) devenaient CHU, la valence régionale de l'acronyme disparaissant ;
– les *établissements publics de santé (EPS)* ne figurant ni sur la liste des centres hospitaliers régionaux ni sur celle des hôpitaux locaux étaient *centres hospitaliers*. Ces établissements, définis par défaut, constituaient une catégorie de droit commun visant à faire disparaître les précédentes distinctions déjà évoquées entre établissements (CH/CHG) qui concouraient à encourager les établissements dans une surenchère d'équipement, budgétairement dispendieuse, leur permettant d'espérer un « classement supérieur » et de freiner la recomposition territoriale du tissu sanitaire.

b) L'hôpital local avait pour objet de dispenser :

• *Avec ou sans hébergement :*

– des soins de courte durée en médecine ;
– des soins de suite ou de réadaptation.

• *Des soins de longue durée comportant un hébergement.*

D'autre part, l'hôpital local se devait d'être porteur d'une politique de santé publique (actions de prévention, éducation thérapeutique, actions médico-sociales de maintien au domicile).

C) *La loi HPST* achève ce processus et crée un statut unique : celui de *centre hospitalier*.

Le but recherché est, comme déjà voulu précédemment, d'une part, une simplification de la gestion des établissements et, d'autre part, une facilité donnée à la création de *communautés hospitalières de territoire* (CHT, cf. *infra*, p. 44). Ces établissements, les centres hospitaliers, sont de *ressort* (et non plus de *rattachement* cf. chap. III) communal, intercommunal, voire régional, interrégional ou national. La catégorie des hôpitaux locaux (299 en 2010) disparaît. Leur conversion catégorielle induit leur passage à la Tarification à l'activité (T2A).

La loi HPST innove également en précisant les conditions d'exercice de l'hospitalisation à domicile et crée l'appellation d'*établissement d'hospitalisation à domicile* dont peuvent se prévaloir, après autorisation, les ES exerçant une activité de soins à domicile et les structures constituées à cet effet.

II. – Le Projet régional de santé

Revenons sur l'échec de la carte sanitaire : fondée uniquement sur la régulation quantitative de l'offre hospitalière (pour simplifier, les capacités, le nombre de lits ou d'équipements existants, à réduire ou à créer dans un périmètre territorial étroit : le secteur sanitaire), sa rigidité ne permit pas une réelle restructuration de l'offre de soins hospitalière. Vingt ans après sa création, la loi du 31 juillet 1991 prit acte de cette carence et doubla la carte sanitaire d'un schéma régional d'organisation sanitaire (SROS) instaurant, d'une part, comme sa terminologie l'indique, le primat d'un cadre régional et, d'autre part, l'introduction de critères d'analyse qualitatifs fondés sur des données démographiques et économiques confrontées aux progrès des techniques médicales.

S'inscrivant dans le cadre du plan « Hôpital 2007 », l'ordonnance n° 2003-850 du 4 septembre 2003 prise en application de la loi n° 2003-591 d'habilitation du 2 juillet 2003 portant « simplification de l'organisation administrative et du fonctionnement du système de santé » modifia de nouveau le dispositif de planification.

La conjonction de trois instruments essentiels (SROS, carte sanitaire et régime des autorisations) a été alors considérée par les pouvoirs publics comme opacifiante et peu favorable à une planification de l'offre hospitalière simple et cohérente.

L'ordonnance du 4 septembre 2003 orienta donc les principes de planification vers une plus grande simplification et une plus grande efficacité compte tenu d'une organisation désormais totalement régionalisée.

Dans cette voie, deux mesures de portée générale furent posées :

- la suppression de la carte sanitaire (et de ses indices de régulation), ceux-ci étant remplacés par une nouvelle annexe du SROS, où figura désormais la répartition quantitative souhaitable des activités et des équipements par *territoire de santé*. La régulation de l'offre de soins devint donc l'apanage exclusif du SROS rénové et renforcé. Par voie de conséquence, la répartition quantitative se trouva uniquement conçue dans un cadre régional, arrêté par les ARH indépendamment d'un encadrement national exprimé par des indices nationaux ;
- la déconcentration aux ARH de toutes les autorisations et leur simplification. La compétence du ministre de la Santé pour statuer sur ces demandes disparaît alors.

En lien avec la mise en place des ARS, la loi du 21 juillet 2009 reconsidère les cadres de la régulation et de l'organisation de l'offre de soins médico-sociale et instaure un

PRS qui promeut au plan régional une logique générale de développement et de financement des politiques de santé d'essence et de portée nationales.

1. **Les objectifs du PRS.** – *« Le PRS définit les objectifs pluriannuels des actions que mène l'ARS dans ses domaines de compétences, ainsi que les mesures tendant à les atteindre. Il s'inscrit dans les orientations de la politique nationale de santé et se conforme aux dispositions prévues par les lois de financement de la Sécurité sociale. »* (CSP, art. L. 434-1.)

Le PRS poursuit deux objectifs essentiels :

– simplifier et clarifier la situation *ante* qui voit coexister de nombreux plans, schémas et programmes sectoriels qui ne sont pas nécessairement correctement articulés entre eux et ne permettent donc pas une action efficace d'organisation et de régulation du système de santé ;
– assurer la transversalité de la politique conduite par l'ARS, en donnant une lisibilité à son action, et donner un cadre pour promouvoir et fédérer les initiatives des acteurs.

Le PRS est donc conçu comme un outil majeur de l'action des ARS : il doit permettre ce décloisonnement, jusqu'ici fortement souhaité par les pouvoirs publics mais non abouti, entre les secteurs hospitalier, médico-social et de la médecine de ville. Désormais, les documents-cadres de la planification et de l'organisation de l'offre de santé sont regroupés en un ensemble et sous un pilotage unique.

2. **Un contenu diversifié.** – Le PRS est constitué :

– d'un *plan stratégique régional de santé* qui fixe les orientations et objectifs de santé pour la région ;
– de trois *schémas régionaux* de mise en œuvre en matière de prévention, d'organisation de soins et d'organisation médico-sociale ;
– de *programmes* déclinant les modalités spécifiques d'application de ces schémas dont un programme relatif

à l'accès à la prévention et aux soins des personnes les plus démunies et un programme relatif au développement de la télémédecine. Cette programmation peut prendre la forme de *programmes territoriaux de santé* pouvant donner lieu à des *contrats locaux de santé*, conclus par l'ARS, notamment avec les collectivités territoriales, portant sur la promotion de la santé, la prévention, les politiques de soins et l'accompagnement médico-social.

A) *Le plan stratégique régional de santé (PSRS)*. – Ce document de pilotage chapeaute les schémas régionaux spécifiques. Clé de voûte du PRS, il définit les orientations et objectifs de santé pour la région, à travers une approche globale et unique de la notion de santé. On peut le comprendre comme un plan directeur, fixant les grands principes et priorités appelés à dicter l'action globale de chaque ARS.

Une précision législative est cependant donnée : ce plan stratégique prévoit des articulations avec la santé au travail, la santé en milieu scolaire et la santé des personnes en situation de précarité et d'exclusion. Ces volets relevaient jusqu'alors du *Plan régional de santé publique (PRSP)* qui disparaît avec la loi HPST.

B) *Le schéma régional de prévention (SRP)*. – La loi HPST est, rappelons-le, avant tout peut-être, une grande loi de santé publique.

Le SRP inclut notamment des dispositions relatives à la prévention, à la promotion de la santé, à la santé environnementale et à la sécurité sanitaire. Il organise, dans le domaine de la santé des personnes, l'observation des risques émergents et les modalités de gestion des événements porteurs d'un risque sanitaire.

Cette sphère fait l'objet d'une attention particulière, notamment au travers d'une précision législative très signifiante : « les moyens financiers, quelle qu'en soit l'origine, attribués à l'ARS pour le financement des actions tendant à la promotion de la santé, à l'éducation à la santé, à la prévention des maladies, des handicaps et de la perte d'autonomie ne peuvent être affectés au financement d'activités de soins ou de prises en charge et d'accompagnements médico-sociaux » (CSP, art. L. 1434-6).

La loi interdit donc la fongibilité des moyens financiers consacrés à la prévention avec ceux dédiés aux activités de soins. Ainsi se trouve préservée l'intégrité du champ de la prévention, longtemps en retrait des priorités, non pas au plan de l'affichage mais en termes de moyens dévolus ou non utilisés. Du reste, la loi poursuit sur cette nécessité de dotation budgétaire significative, préservée dans son affectation : des modalités de financement spécifiques sur les fonds de l'assurance-maladie (CNAMTS, CN du régime social des indépendants, Caisse centrale de la MSA) sont prévues dans le cadre des conventions d'objectifs et de gestion intéressant ces organismes.

C) *Le schéma régional d'organisation des soins (SROS).*

L'ordonnance du 4 septembre 2003 le constitua en outil unique de planification (cf. *supra*).

Trois générations de schémas se sont succédé : SROS 1 de 1994 à 1999, SROS 2 de 1999 à 2004, SROS 3 (ou de troisième génération) arrêtés en 2006 pour la période 2006-2011.

La terminologie n'est donc pas nouvelle, en revanche son contenu change : d'un document de planification à l'origine essentiellement de portée sanitaire et institutionnelle (les ES) la loi HPST fait un schéma d'organisation globalisant, intéressant l'ensemble des acteurs de santé et fondant sa logique sur le décloisonnement des secteurs d'activité, leur coopération et leur indispensable coordination par les ARS.

À ce nouveau SROS, il est donné pour objectif « de prévoir et de susciter les évolutions nécessaires de l'offre de soins afin de répondre aux besoins de santé de la population et aux exigences d'efficacité et d'accessibilité géographique ».

Cette nouvelle définition ne reprend plus la distinction entre soins préventifs, curatifs, palliatifs, ni même la notion de santé physique et mentale. Elle introduit en revanche la notion d'accessibilité géographique. Il dépeint donc la situation optimale ou « idéale » en termes d'organisation du tissu sanitaire.

Le *SROS* :

– précise les adaptations et les complémentarités de l'offre de soins, ainsi que les coopérations, notamment entre les établissements de santé, les communautés hospitalières de territoire (cf. p. 44), les établissements et services médico-sociaux, les centres de santé, les structures et professionnels de santé libéraux. Il prend en compte également des difficultés de déplacement des populations, ainsi que les exigences en matière de transports sanitaires, liées en particulier aux situations d'urgence ;
– tient compte de l'offre de soins des régions limitrophes et de la vocation sanitaire et sociale de certains territoires ;
– indique, par territoire de santé, les besoins en implantations pour l'exercice des soins, notamment celles des professionnels de santé, des laboratoires de biologie médicale et des réseaux de santé ;
– détermine, selon des dispositions prévues par arrêté des ministres chargés de la Santé et de la Sécurité sociale, les zones de mise en œuvre des mesures destinées à favoriser une meilleure répartition géographique des professionnels de santé, des maisons de santé, des pôles de santé et des centres de santé (cf. p. 40) ;
– organise la coordination entre les différents services de santé précités et les établissements de santé assurant une activité au domicile intervenant sur le même territoire de santé.

Le SROS fixe, en fonction des besoins de la population, par territoire de santé :

1/ les objectifs de l'offre de soins par activités de soins et – équipements matériels lourds (cf. Circulaire DGOS nº 485 du 21 décembre 2011) ;

2/ les créations et suppressions d'activités de soins et d'équipements matériels lourds ;
3/ les transformations et regroupements d'établissements de santé ainsi que les coopérations entre ces établissements ;
4/ les missions de service public assurées par les établissements de santé et les autres personnes qui les ont en charge.

Pour une activité ou un équipement relevant de leurs compétences, les agences régionales de santé peuvent arrêter un *schéma interrégional d'organisation des soins*.

Le ministre chargé de la Santé arrête la liste des équipements et activités pour lesquels plusieurs régions, qu'il détermine, sont tenues d'établir un schéma en commun.

D) *Le schéma régional d'organisation médico-sociale (SROMS)*. – Il a pour objet de prévoir et de susciter les évolutions nécessaires de l'offre des établissements et services médico-sociaux, afin notamment de répondre aux besoins de prises en charge et d'accompagnements médico-sociaux de la population handicapée ou en perte d'autonomie.

Ce schéma veille à l'articulation au niveau régional de l'offre sanitaire et médico-sociale relevant de la compétence de l'Agence régionale de santé. Ce schéma régional est établi et actualisé au regard des schémas départementaux d'organisation sociale et médico-sociale relatifs aux personnes handicapées ou en perte d'autonomie arrêtés par les conseils généraux de la région.

Le schéma d'organisation médico-sociale et le programme qui l'accompagne sont élaborés et arrêtés par le directeur général de l'ARS.

Pour la prévention des handicaps et de la perte d'autonomie, il prévoit la concertation à établir avec chaque conseil général concerné pour une meilleure connaissance des besoins rencontrés par les personnes âgées dépendantes et les personnes handicapées.

E) *Le programme pluriannuel régional de gestion du risque (PPRGR)*. – La loi ne le place pas au même titre que les trois grands schémas régionaux précédemment cités. Il s'agit donc plus d'un document-outil de gestion du risque au plan régional. L'importance de ce programme spécifique est cependant avérée : à ce titre, il est intégré au PRS.

Il comprend :

- les objectifs pluriannuels de gestion du risque communs aux trois régimes membres de l'Union nationale des caisses d'assurance-maladie visant à promouvoir des actions relatives à la prévention et l'information des assurés, ainsi qu'à l'évolution des pratiques et de l'organisation des professionnels de santé, de manière à favoriser la qualité et l'efficacité des soins contractualisés avec l'État ;
- des actions régionales complémentaires spécifiques, élaborées par l'ARS et arrêtées par le DGARS.

Ce programme fait l'objet d'une contractualisation entre le DGARS et les directeurs des organismes et services d'assurance-maladie de son ressort dont la caisse nationale est membre. La contractualisation intègre le cadre des Contrats pluriannuels de gestion des organismes d'assurance-maladie.

III. – Cadre territorial et procédures de validation

1. **Les territoires de santé.** – La notion de « territoires » est forte, privilégiée par les pouvoirs publics et le législateur : elle intègre l'intitulé même de la loi du 21 juillet 2009. Ce n'est pourtant pas une novation, mais sa place devient centrale, déterminante dans l'appréciation et la satisfaction des besoins de santé.

C'est l'ordonnance n° 2003-850 du 4 septembre 2003 qui prôna, initialement, l'évaluation des objectifs quantifiés de l'offre de soins au sein de « territoires de santé », par activités de soins et par équipements matériels lourds.

La notion de secteur sanitaire qui existait depuis la loi du 31 décembre 1970 (cf. *supra*) avait été alors abandonnée au bénéfice de cette nouvelle circonscription territoriale. Seule entorse à cette refonte : le maintien des secteurs psychiatriques (rattachés à un ou plusieurs territoires de santé) dont la constitution date de la circulaire du 15 mars 1960 fondant la lutte contre les maladies mentales sur la sectorisation.

Les territoires de santé conçus en 2003 constituaient un niveau « infrarégional, régional, interrégional ou national ». Cette territorialisation était définie par l'Agence régionale pour les activités et équipements relevant du SROS et par le ministre de la Santé pour ceux relevant d'un schéma interrégional ou national. Il s'agissait d'une évolution déterminante du cadre géographique de la planification visant à s'écarter d'une référence purement hospitalière de l'offre de soin pour associer le champ de la médecine libérale et du médico-social.

Nous sommes là au cœur d'une logique que la loi HPST exprime et revendique, la posant en postulat : le passage d'une logique d'offre de santé à celle d'une réponse aux besoins de santé à satisfaire pour une population donnée. La planification prend un autre sens ; elle ne part plus du champ de l'offre mais de celui infiniment plus divers et complexe du besoin de santé. La loi est une loi de santé publique, au sens de doctrine globale se voulant promotion de la santé dans l'ensemble de ses aspects qu'accompagne la diversité des facteurs et des intervenants qui y concourent. Cette inversion de l'approche va s'exprimer dans un cadre géographique : celui des *territoires de santé* de limite et consistance variables selon la nature des besoins de santé auxquels une réponse est demandée. Ceci est à mettre en lien avec la notion de *niveaux de recours* (cf. p. 39) qu'introduit également la loi HPST et qui vient compléter et enrichir cette approche territoriale.

La loi dispose que les territoires de santé peuvent être infrarégionaux, régionaux ou interrégionaux. Au regard du dispositif de 2003, l'échelon national est supprimé.

Leur définition revient aux ARS (CSP, art. L. 1434-16).

Le territoire de santé a une vocation sanitaire large couvrant, *via* le SROS qui fixe les objectifs, l'activité hospitalière et la médecine de ville. S'agissant du secteur médico-social, l'approche territoriale unique voulue par la loi HPST est plus faible : certaines des structures relevant du schéma régional d'organisation médico-sociale continuent de relever de schémas départementaux et donc de la compétence des conseils généraux. C'est le cas, par exemple, des établissements d'hébergement pour personnes âgées dépendantes (EHPAD). Par-delà se trouve posée, de manière plus générale, la question de la relation – qui reste à définir dans la pratique – entre les territoires de santé et le cloisonnement des politiques locales de santé.

2. **Instances consultatives.** – Les actes régionaux de planification sont arrêtés par le DGARS, après avis de la *Conférence régionale de la santé et de l'autonomie (CRSA)* et des *conférences de territoire (CT)*.

Auprès du ministre est placé un Comité national de l'organisation sanitaire et sociale (CNOSS).

A) *Le Comité national de l'organisation sanitaire et sociale (CNOSS)*. – Ses compétences sont, depuis l'ordonnance du 4 septembre 2003, les suivantes :

- donner un avis – obligatoire – sur les projets de schéma national d'organisation sanitaire pour les activités de soins ou des équipements pour lesquels le ministre de la Santé peut seul arrêter un schéma (CSP, art. L. 6121-4) ;
- donner un avis – également obligatoire – en cas de recours hiérarchique auprès du ministre de la Santé portant sur un schéma régional ou interrégional d'organisation sanitaire ou une décision d'autorisation d'activité ou d'équipements matériels lourds.

Le CNOSS comprend une section sociale qui évalue les besoins sociaux et médico-sociaux au plan national, analyse leur évolution, propose des priorités pour l'action sociale et médico-sociale.

B) *La Commission spécialisée de la Conférence régionale de la santé et de l'autonomie* (*CRSA*, cf. *infra*, p. 94).

– L'ordonnance nº 2003-850 du 4 septembre 2003 avait modifié l'intitulé, la composition et les attributions des instances concourant à la planification sanitaire, faisant éclater les CROSS (comités régionaux de l'organisation sanitaire et sociale créés en 1991) en comités régionaux de l'organisation sanitaire (CROS) et comités régionaux de l'organisation sociale et médico-sociale (CROSM).

Dans chaque région, le CROS avait pour mission de contribuer à la définition et à la mise en œuvre de la politique régionale d'organisation de l'offre des soins. Consulté sur les projets de SROS, le CROS émettait des avis sur toutes questions relatives à l'organisation sanitaire régionale ou interrégionale. C'était le cas pour les *autorisations* relevant de l'exécutif sanitaire régional ; citons, dans ce contexte : les projets de création, d'extension, de conversion totale ou partielle de tout établissement de santé, public ou privé, et de regroupement de tels établissements.

Le CROS était sollicité également lors de la création, de l'extension ou de la transformation d'installations intéressant les équipements matériels lourds et les structures de soins alternatives à l'hospitalisation.

Les institutions sociales et médico-sociales régies par la loi nº 2002-02 du 2 janvier 2002 relevaient, pour les mêmes questions, du comité régional de l'organisation sociale et médico-sociale (CROSM).

La loi HPST transfère à la CRSA les compétences du CROS et, dans le même temps, pour les mêmes attributions, les compétences du préfet au DGARS.

Le CROSM disparaît également : lui est substitué une *commission d'appel à projets*.

C) *Les conférences de territoire (CT)*. – Ces organes consultatifs succèdent aux « conférences sanitaires de territoire », conçues par l'ordonnance de 2003, et sont obligatoirement sollicités, pour avis, dans le cadre de la procédure d'élaboration et de révision des documents de planification.

Elles constituent le cadre d'élaboration de *Projets de santé de territoire*.

IV. – Projet d'établissement et CPOM : la contractualisation externe

Tout comme le monde de l'entreprise, les services publics ne peuvent s'exonérer d'une réflexion sur la maîtrise de leur avenir ; de la sorte, il leur appartient de connaître les conditions de l'adaptation de leur structure et des moyens dont ils disposent aux besoins réels de santé qui les entourent.

Dans le domaine hospitalier, c'est la loi du 31 juillet 1991 qui donna force à cette notion *via* l'instauration d'un projet d'établissement : « Le *projet d'établissement* définit, notamment sur la base du projet médical, les objectifs généraux de l'établissement. Il détermine les moyens et équipements de toute nature dont l'établissement doit disposer pour réaliser ses objectifs, en concordance avec le SROS.

Le projet d'établissement est établi pour une durée maximale de cinq ans. Il peut être révisé avant ce terme. »

Ce projet d'établissement dont le noyau central est le *projet médical* (au sens de projet d'activité de soins) *a pour préalable sa compatibilité aux objectifs contenus dans le SROS*. Ces synergies et adéquations débouchent sur les *contrats pluriannuels d'objectifs et de moyens (CPOM)*, obligatoirement conclus entre les établissements de santé et les agences régionales. Ainsi conçu, le projet d'établissement permet d'affirmer la pérennité de la structure, de confirmer ses missions ou, et cela est particulièrement le cas si l'établissement n'apparaît plus en adéquation parfaite avec son environnement, de repositionner ses activités de soins en les redéfinissant.

Arrêtons-nous sur le projet médical d'établissement (PME) dont le rôle essentiel a déjà été souligné. Fondamental, il l'est par la définition qu'il lui appartient de donner de la stratégie médicale de l'établissement et par la précision qu'il apporte aux mesures d'accompagnement à prendre dans le cadre de la mise en acte du CPOM.

Le PME comprend notamment :

- les objectifs médicaux en cohérence avec le SROS et le contenu de l'offre de soins ;

– les objectifs de l'établissement en matière d'amélioration de la qualité et de la sécurité des soins ;
– le cas échéant, les objectifs en matière de recherche et de démarches innovantes ;
– l'organisation des moyens médicaux ;
– une annexe spécifique précisant l'articulation entre les pôles d'activité (cf. p. 84) pour garantir la cohérence du parcours de soins du patient ;
– un volet relatif à l'activité palliative des services en identifiant ceux d'entre eux au sein desquels sont dispensés des soins palliatifs.

L'Agence régionale de santé conclut les CPOM prévus des champs sanitaire, social et médico-social (pour ces derniers avec la participation des collectivités territoriales).

L'Agence veille au suivi et au respect des engagements définis dans ces contrats.

L'ARS peut proposer aux professionnels de santé conventionnés, aux centres de santé, aux pôles de santé, aux établissements de santé, aux établissements d'hébergement pour personnes âgées et dépendantes (EHPAD), aux maisons de santé, aux services médico-sociaux, ainsi qu'aux réseaux de santé de son ressort, d'adhérer à des contrats ayant pour objet d'améliorer la qualité et la coordination des soins.

Ces contrats (dans leur forme il s'agit de contrats-types nationaux) fixent les engagements des parties et la contrepartie financière qui peut leur être associée, assujettie à l'atteinte des objectifs définis.

La contrepartie financière est financée par la dotation régionale qui est déléguée à l'Agence au titre du fonds d'intervention pour la qualité et la coordination des soins (FIQCS).

S'agissant des structures sanitaires, les CPOM gardent leur caractère obligatoire, assorti de pénalités financières en cas de non-respect. La loi HPST redéfinit leur contenu :

– orientations stratégiques des établissements de santé ou titulaires d'autorisations d'activités ou d'équipements

lourds et des GCS (cf. p. 47), sur la base du Projet régional de santé (PRS) et notamment du SROS ;
- engagements relatifs à la mise en œuvre de la politique nationale d'innovation médicale et de recours, et autres engagements, notamment du retour à l'équilibre financier ;
- engagements pris par l'établissement de santé ou le titulaire d'autorisation en vue de la transformation de ses activités et de ses actions de coopération ;
- éléments relatifs aux missions de service public ;
- objectifs quantifiés de l'offre de soins (OQOS) : le décret du 7 février 2012 supprime la régulation antérieure globale en volume et inscrit désormais les OQOS dans le cadre d'un pilotage de l'activité avec des objectifs ciblés sur des segments d'activité ou spécialités médicales ainsi que sur le développement de certains modes de prise en charge (notamment les alternatives à l'hospitalisation complète). Pour les équipements lourds les objectifs sont exprimés par territoire de santé ;
- objectifs et engagements d'amélioration de la qualité et de la sécurité des soins, suite à la procédure de certification ;
- objectifs de maîtrise médicalisée des dépenses, d'évolution et d'amélioration des pratiques ;
- transformations relatives à l'organisation et à la gestion (pour les EPS) ;
- volet social et culturel.

V. – Le régime des autorisations

La volonté du législateur a été de *soumettre tous les établissements de santé, qu'ils soient publics ou privés, aux mêmes obligations et de leur accorder les mêmes garanties* en ce qui concerne les procédures d'autorisations d'activités ou d'équipements.

Sont soumis à autorisation de l'Agence régionale les projets relatifs à la création de tout établissement de santé, les créations, conversions et regroupements d'activités de soins, y compris sous la forme d'alternatives de l'hospitalisation et l'installation d'équipements matériels lourds.

L'autorisation ne peut être accordée qu'à :

- un ou plusieurs médecins éventuellement associés pour leurs exercices professionnels ou pour la mise en commun de moyens nécessaires à cet exercice ;
- un établissement de santé ;
- une personne morale dont l'objet porte, notamment, sur l'exploitation d'un établissement de santé, d'une activité de soins ou d'un équipement matériel lourd ou la pratique des activités propres aux laboratoires d'analyses de biologie médicale.

Le directeur de l'ARS, s'il constate que les objectifs fixés par le CPOM sont insuffisamment atteints, peut réviser l'autorisation accordée. De même, le directeur de l'ARS dispose d'un pouvoir d'intervention dès lors qu'est constaté, à l'occasion de l'exercice d'une activité de soins, un manquement aux lois et règlements pris pour la protection de la santé publique imputable à la personne titulaire de l'autorisation.

Il est nécessaire d'insister sur cette procédure d'autorisation préalable qui s'applique notamment dans le cadre des évolutions impactant le parc hospitalier (extension, conversion, regroupements…). L'autorisation vaut autorisation de fonctionner et de dispenser des soins aux assurés sociaux.

Leur mise en lien avec les CPOM, et par-delà les SROS, les constitue en moyens de planification sanitaire particulièrement efficaces. Leur accord est également à l'origine de synergies, voire de regroupements public/privé qui, sans cela, seraient restés lettre morte.

Pour les établissements et services du champ social et médico-social (ESMS), aux autorisations succède une procédure d'« appels à projets » (ordonnance n° 2010-177 du 23 février 2010).

VI. – La certification des établissements : la Haute Autorité de santé (HAS)

L'ordonnance n° 96-346 du 24 avril 1996 a fait de l'évaluation un des critères de l'adaptation de l'offre de soins à la demande de santé.

Afin de dispenser des soins de qualité, les établissements de santé, publics ou privés, sont tenus de disposer des moyens adéquats et de procéder à l'évaluation de leur activité.

L'évaluation vise à autoriser un jugement fiable sur la valeur d'une activité, d'une structure, d'un équipement, d'une organisation, d'un processus.

En jonction, l'ordonnance du 24 avril 1996 a posé le principe d'accréditation, aujourd'hui certification, des établissements de santé publics et privés : il s'agit d'une procédure externe à l'établissement dont l'objectif est d'obtenir une appréciation indépendante de la qualité de cet établissement.

Pour sa mise en œuvre, l'ordonnance du 24 avril 1996 créa, sous forme d'établissement public national, une instance indépendante et professionnelle : l'Agence nationale d'accréditation et d'évaluation en santé (ANAES).

La loi n° 2004-810 du 13 août 2004 relative à l'assurance-maladie lui substitua la Haute Autorité de santé, constituée sous la forme d'autorité administrative indépendante (AAI).

C'est à la faveur de ce dispositif législatif que l'accréditation des établissements de santé est devenue « certification », le premier terme étant désormais dévolu à une procédure réservée aux médecins.

Ses missions sont larges :

- procéder à l'évaluation périodique du service attendu des produits, actes ou prestations de santé et du service qu'ils rendent, et contribuer par ses avis à l'élaboration des décisions de remboursement de l'assurance-maladie ;
- élaborer les guides de bon usage des soins ou les recommandations de bonne pratique, procéder à leur diffusion et contribuer à l'information des professionnels de santé et du public dans ces domaines ;

– établir et mettre en œuvre des procédures d'évaluation des pratiques professionnelles et d'accréditation des professionnels et des équipes médicales ;
– établir et mettre en œuvre les procédures de certification des établissements de santé ;
– participer au développement de l'évaluation de la qualité de prise en charge sanitaire de la population par le système de santé.

La loi du 21 juillet 2009 a, en outre, conforté les missions fondamentales de la Haute Autorité. Son implication est posée dans le développement des coopérations entre professionnels de santé qui permettront d'opérer des transferts d'activités ou d'actes de soins, ou de réorganiser les modes d'intervention auprès du patient. De plus, son rôle est posé dans le cadre de la mise en place et du suivi du développement professionnel continu (DPC) qui prend le relais des dispositifs d'évaluation des pratiques professionnelles (EPP) et de formation médicale continue (FMC). La mise en place des programmes d'éducation thérapeutique voulue par la loi lui revient également.

Chapitre II

MISSIONS DE SERVICE PUBLIC ET COOPÉRATION SANITAIRE

La loi du 21 juillet 2009 renouvelle totalement ce dispositif. Un chapitre entier de la loi (chap. III, art. 22 à 35) lui est consacré, preuve, s'il le fallait, d'une exigence accrue en termes de politique sanitaire.

À la notion de *service public hospitalier*, d'essence organique, se substitue celle de *missions de service public*, de nature fonctionnelle.

La loi HPST procède à une réforme complète des conditions dans lesquelles les établissements de santé privés peuvent se voir confier des missions de service public. Antérieurement à la loi du 21 juillet 2009, le service public était assuré de droit par tous les établissements publics de santé (EPS) constituant « l'hôpital public » et pouvait l'être, sous certaines conditions, par les établissements privés tant à but lucratif qu'à but non lucratif qui en exprimaient la volonté.

Ces dispositions quarantenaires (elles dataient de la loi du 31 déc. 1970) sont aujourd'hui obsolètes au sens, comme cela a déjà été souligné, que dorénavant tout établissement de santé mais aussi nombre d'autres acteurs de santé, quel que soit leur statut, peuvent être chargés d'assurer ou de contribuer à assurer ces missions. Une telle contribution est analysée par l'ARS en fonction des besoins de la population et du SROS.

D'autre part, elle donne deux cadres privilégiés à la coopération interhospitalière : le GCS (Groupement de coopération sanitaire déjà présent dans les textes antérieurs) et les CHT (communautés hospitalières de territoire, structures de coopération totalement nouvelles et propres aux EPS). Afin de promouvoir leur constitution, l'État, *via* les crédits d'aide à la contractualisation (MIGAC) et ceux du FMESPP (Fonds pour la modernisation des établissements de santé publics et privés), s'est engagé, à leur bénéfice, dans une politique de soutien budgétaire particulièrement marquée.

I. – Les missions des établissements de santé

Ces missions sont communes à l'ensemble des établissements de santé quel que soit leur statut : public, privé et privé d'intérêt collectif ESPIC (cf. p. 34) :

– ils assurent le diagnostic, la surveillance et le traitement des malades, des blessés et des femmes enceintes ;
– ils délivrent les soins avec hébergement, sous forme ambulatoire ou à domicile (le domicile pouvant s'entendre du lieu de résidence ou d'un établissement avec hébergement) ;
– ils participent à la coordination des soins en relation avec les membres des professions de santé exerçant en pratique de ville et les établissements et services médicosociaux, dans le cadre défini par l'ARS en concertation avec les conseils généraux pour les compétences qui les concernent ;
– ils participent à la mise en œuvre de la politique de santé publique et des dispositifs de vigilance destinés à garantir la sécurité sanitaire ;
– ils mènent en leur sein une réflexion sur l'éthique liée à l'accueil et la prise en charge médicale ;
– ils élaborent et mettent en œuvre une politique d'amélioration continue de la qualité et de la sécurité des soins et une gestion des risques visant à prévenir et traiter les événements indésirables liés à leurs activités.

Dans ce cadre, ils organisent la lutte contre les événements indésirables, les infections associées aux soins et à l'iatrogénie, définissent une politique du médicament et des dispositifs médicaux stériles et mettent en place un système permettant d'assurer la qualité de la stérilisation des dispositifs médicaux.

Outre ces missions qui sont consubstantielles à leur statut d'établissement de santé et qui autorisent de les définir comme tels, les établissements de santé peuvent être appelés à assurer, en tout ou partie, des missions de service public.

Ils n'en ont donc pas le monopole : novation déterminante apportée par la loi HPST.

II. – Les missions de service public et leur réalisation

1. **Le contenu des missions de service public.** – La loi HPST détermine 14 missions qui peuvent être assurées indépendamment les unes des autres. Il s'agit là également d'une rupture avec le principe antérieurement posé qui voulait qu'elles soient assurées « en bloc » et à titre exclusif par les EPS, les établissements de santé privés participant ou associés au SPH ne les exerçant que de manière variable selon la nature du contenu juridique du lien contractuel établi avec le SPH :

1/ la permanence des soins ;
2/ la prise en charge des soins palliatifs ;
3/ l'enseignement universitaire et postuniversitaire ;
4/ la recherche ;
5/ le développement professionnel continu (DPC) des praticiens hospitaliers et non hospitaliers ;
6/ la formation initiale et le développement professionnel continu des sages-femmes et du personnel paramédical et la recherche dans leurs domaines de compétences ;
7/ les actions d'éducation et de prévention pour la santé et leur coordination ;
8/ l'aide médicale urgente, conjointement avec les praticiens et les autres professionnels de santé, les personnes et les services concernés ;
9/ la lutte contre l'exclusion sociale, en relation avec les autres professions et institutions compétentes en ce

domaine, ainsi que les associations qui œuvrent dans le domaine de l'insertion et de la lutte contre l'exclusion et la discrimination ;

10/ les actions de santé publique ;

11/ la prise en charge des personnes hospitalisées sans leur consentement ;

12/ les soins dispensés aux détenus en milieu pénitentiaire et, si nécessaire, en milieu hospitalier ;

13/ les soins dispensés aux personnes retenues en application du Code de l'entrée et du séjour des étrangers et du droit d'asile ;

14/ les soins dispensés aux personnes retenues dans les centres socio-médico-judiciaires de sûreté.

2. **L'exercice des missions de service public.** – Bénéficient potentiellement de ces prérogatives :

- l'ensemble des établissements de santé (publics, privés) ;
- les centres de santé, les maisons de santé et les pôles de santé ;
- l'Institution nationale des invalides ;
- le Service de santé des armées ;
- les groupements de coopération sanitaire (GCS) ;
- les autres personnes titulaires d'une autorisation d'équipement lourd ;
- les praticiens exerçant dans les établissements ou structures exerçant des missions de service public.

Tout acteur de santé, personne morale ou physique chargée d'une ou plusieurs missions de service public, garantit à tout patient accueilli dans le cadre de ces missions :

- l'égal accès à des soins de qualité ;
- la permanence de l'accueil et de la prise en charge ou l'orientation vers un autre établissement ou une autre institution, dans le cadre défini par l'ARS ;
- la prise en charge aux tarifs fixés par l'autorité administrative ou aux tarifs des honoraires prévus par le Code de la sécurité sociale.

Ils ne peuvent établir aucune discrimination entre les malades en ce qui concerne les soins. Ils ne peuvent organiser des régimes d'hébergement différents selon la volonté exprimée par les malades que dans les limites et selon les modalités prévues par les textes législatifs et réglementaires en vigueur.

3. **L'exercice des missions de service public par les établissements de santé privés : la création des ESPIC.** La disparition de la notion (organique) de *service public hospitalier* laissant place à celle (fonctionnelle) de *missions de service public* entraîne la désuétude de la catégorie des établissements privés à but non lucratif participant au SPH. La loi leur permet cependant (il s'agit uniquement d'une faculté qui leur est offerte) de conserver une originalité statutaire *via* le statut nouveau d'*ESPIC* (établissement privé d'intérêt collectif). Toutefois, c'est bien l'ensemble des établissements privés qui peuvent se voir confier librement, c'est-à-dire sans distinction liée à leur statut (privé ou privé à but non lucratif) des missions de service public. On note, à ce propos, que disparaît par là même la notion d'ES « à but lucratif » : à l'évidence, au-delà de l'aspect purement sémantique, l'appellation connotait aujourd'hui défavorablement avec l'effort constant de rationalisation des dépenses de santé mené par les pouvoirs publics.

Antérieurement à la loi HPST, la loi, rappelons-le, distinguait les établissements de santé privés qui assuraient l'exécution du service public hospitalier de ceux qui étaient uniquement associés à son fonctionnement.

Revenons brièvement sur ce contexte en voie d'obsolescence :

A) *La fin des formules juridiques d'admission à assurer l'exécution du SPH.* – Trois modalités le permettaient :

a) La participation. Cette formule se trouvait exclusivement réservée aux *établissements privés à but non lucratif devenant dès lors PSPH (« participant au SPH »)* et devait concerner l'ensemble des activités de soins de l'établissement.

L'établissement de santé privé PSPH s'engageait à assurer les missions de service public et sa gestion budgétaire était adossée à la réglementation opposée aux EPS.

Il s'agissait d'une formule très intégrative, mettant sur un pied d'égalité, en termes de reconnaissance par l'État, établissements PSPH et EPS.

b) Le contrat de concession pour l'exécution du SPH. Ce dispositif était, à l'origine, uniquement tourné vers les *établissements privés à but lucratif* souhaitant intégrer le SPH. La loi du 31 juillet 1991 l'ouvrit également aux *établissements privés à but non lucratif*, dès lors que ces établissements ne participaient pas déjà au service public hospitalier.

Cette concession de service public pouvait porter sur tout ou partie des établissements, équipements, services, disciplines, activités de soins ou *structures de soins pour lesquels l'établissement* s'engageait à respecter les obligations du SPH.

Avantage consenti à ces établissements : la possibilité de recevoir les subventions pour leurs équipements du Fonds pour la modernisation des établissements de santé publics et privés (FMESPP).

c) L'association au fonctionnement du SPH. Un accord contractuel d'*association* au fonctionnement du SPH était conclu entre un établissement de santé privé (qu'il soit à but lucratif ou non lucratif) n'assurant pas le service public et un EPS ou un syndicat interhospitalier. Les objectifs de cet accord rejoignaient les buts suivants : coordonner les activités de soins, utiliser en commun les équipements, assurer en commun la formation des personnels.

Formule particulièrement souple, l'association se voulait une réponse « ouverte », sinon opportune, à ceux des établissements privés qui ostensiblement ne souhaitaient aucun lien avec le SPH.

B) *Les conséquences induites par la loi du 21 juillet 2009 : la création des ESPIC.* – Comme déjà souligné, les formules précitées disparaissent pour une raison simple : la rupture voulue avec la notion de SPH. Celui-ci disparaissant en tant que cadre d'organisation et de référence, il devenait naturellement absurde de maintenir des formules permettant aux ES privés de l'intégrer. La mise en œuvre des dispositions législatives de 2009 était de temporalité immédiate. Nous sommes entrés donc, dès 2010, dans le schéma prédécrit : la dévolution de missions de service public à une pluralité d'acteurs (potentiellement toute personne morale, publique, privée, ou physique, acteur de santé) en fonction des besoins de la population et du SROS. En ce qui concerne les ES privés assurant déjà des missions de service public, compte tenu d'une intégration antérieure au SPH, ils les conservent jusqu'à la renégociation de leur CPOM avec l'ARS qui confirmera ou révisera la situation.

Ces principes posés, la loi HPST reconnaît cependant la place originale tenue par les établissements privés sans but lucratif, aux frontières du privé « classique » (entreprise de santé au sens commercial) et du public (les EPS). De statut privé (à titre d'exemple leurs personnels relèvent d'une convention collective), relevant d'associations (les mutuelles par exemple) ou de fondations (d'origine parfois confessionnelle) leur intégration au service public hospitalier a été générale. Ces PSPH sont appelés ainsi à prendre, sauf opposition expresse de leur part auprès de l'ARS, la qualification d'établissements de santé privés d'intérêt collectif (ESPIC). Sont également ESPIC les centres de lutte contre le cancer et les hôpitaux du Service de santé des armées.

Ce caractère particulier concourt à ce que les obligations pesant sur tout titulaire d'une mission de service public leur soient applicables de plein droit (sans que l'on affirme *a priori* qu'ils auront en charge l'une de ces missions même si cela est évidemment certain : ils le *peuvent*, nous dit la loi, comme tout ES) : l'égal accès à des soins de qualité, la permanence de l'accueil et de la prise en charge, l'application aux assurés sociaux des tarifs conventionnés. Afin de se trouver associés à la réalisation de missions de service public par l'ARS, les ESPIC peuvent conclure, sur la base du PRS ou du SROS des accords, pour un ou plusieurs objectifs déterminés, avec un EPS ou une CHT.

4. **L'association des professionnels de santé.** – Un ES peut être admis par le DGARS à recourir, contractuellement, à des professionnels médicaux et auxiliaires médicaux libéraux dans la mise en œuvre de ses missions de service public et de ses activités de soins. Ils sont rémunérés par l'établissement sur la base des honoraires du conventionnement tarifaire minorés d'une redevance.

Dépassant ce seul aspect (loin d'être mineur), la loi HPST pose un principe général de coopération entre professionnels de santé avec pour objectif la satisfaction des besoins de santé de la population. Le texte embrasse les professions de médecin, sage-femme, l'ensemble des auxiliaires médicaux et les conseillers en génétique. Ces coopérations ont « pour objet d'opérer entre professionnels des transferts d'activité ou d'actes de soins ou de réorganiser leurs modes d'intervention auprès des patients ». Elles avaient fait l'objet d'expérimentations conçues dans le cadre de la loi n° 2004-806 du 9 août 2004 relative à la santé publique. Une valence législative définitive leur est donnée : la loi HPST pérennise et systématise ces nouvelles organisations des soins et de prise en charge ou de modes d'exercice partagé répondant à des besoins de santé.

Quatre garanties sont données à l'exigence de sécurité des soins aux patients :

- les transferts d'actes ne peuvent concerner que les professionnels de santé (médicaux/paramédicaux) ;
- les professionnels ne peuvent intervenir dans les domaines qui dépassent leurs connaissances et expérience ;
- les coopérations seront encadrées par des protocoles nationaux élaborés par la HAS ;
- les ES, structures de soins telles que maisons de santé ou professionnels à titre individuel qui souhaiteront appliquer ces protocoles devront les déclarer à la HAS.

Sont envisagés les domaines dans lesquels ces coopérations devront en priorité intervenir (cancérologie, maladies chroniques) et les formes de coopération possibles : prescriptions, suivi des patients au cours d'une consultation, actes techniques. On voit là un double intérêt en termes de santé publique :

– d'une part, l'intégration de nouvelles expressions de soins au champ de la régulation afin de répondre à un besoin géographique (avis préalable et contrôle de l'ARS) ;
– d'autre part, l'influence et la transposition dans les actes des travaux anticipateurs (cf. Rapports *Berland*) envisageant de dépasser le strict cadre des décrets de compétence propres à chaque profession de santé (la pertinence technique est validée au plan national par la HAS).

Il convient, dans ce contexte d'une plus grande implication des professionnels de santé, d'évoquer la création, sous forme associative, des unions régionales des professionnels de santé (URPS) qui rassemblent, pour chaque profession, les professionnels de santé exerçant à titre libéral. Ces URPS sont regroupées en une fédération régionale des professionnels de santé libéraux. La loi donne à ces unions et fédérations une forte légitimité leur permettant de se constituer en véritables interlocuteurs des ARS, capables d'engager leur profession. Elles participent à l'organisation et à l'évolution de l'offre de santé au niveau régional, notamment à la préparation du PRS et à sa mise en œuvre.

5. **Le Service de santé des armées (SSA).** – Il s'agit là d'une association ancienne (1974) dès la constitution du SPH. Dès l'origine, il était recommandé une contractualisation SPH/SSA portant notamment sur la médicalisation des services d'urgence.

Les termes en ont été redéfinis par la loi nº 2002-73 du 17 janvier 2002 de modernisation sociale. Les établissements du SSA entrent dans le champ de la planification sanitaire et sont intégrés au SROS. Les neuf hôpitaux d'instruction des armées ont ainsi rang de CHU. Quoique fortement affecté par la fin du service national obligatoire (1996-2001) et par un plan drastique de réduction de moyens assortie de fermeture d'établissement (plan Armées 2000), le SSA se voit confier des missions de service public et apporte la spécificité de ses interventions (prise en charge des blessés radiocontaminés ou des polytraumatisés, médecine aéronautique). Il contribue à la formation initiale de médecins *via* l'École de santé des armées (ESA) de Lyon-Bron, en lien avec l'université de Lyon.

Les établissements du SSA font l'objet des procédures de certification et participent aux réseaux de santé.

III. – Niveaux de recours et réseaux de santé

1. **Accessibilité et qualité des soins : les niveaux de recours.** – La loi HPST clarifie et renforce l'articulation entre l'hôpital, la médecine de ville et le secteur médico-social dans le but de fluidifier le parcours de soins, de le rendre moins hospitalo-centré notamment dans le contexte de l'urgence.

Est consacrée par la loi la notion de parcours de soins coordonnés décliné en trois niveaux de recours.

L'objectif est de définir un principe d'organisation de notre système de santé au niveau régional fondé sur les besoins exprimés par la population mais autonomisé du modèle hospitalier unique prévalant antérieurement. Trois exigences le fondent : proximité (appréciée en termes de distance et de temps de parcours), qualité, sécurité.

De telles orientations ont vocation à structurer l'organisation des SROS et à considérer que, localement, la porte d'entrée du patient dans le système de soins devienne un sujet à part entière faisant l'objet d'une réflexion spécifique.

L'offre de soins de premier recours comprend les éléments suivants :

- la prévention, le dépistage, le diagnostic, le traitement et le suivi des patients ;
- la dispensation et l'administration des médicaments, produits et dispositifs médicaux ainsi que le conseil pharmaceutique ;
- l'orientation dans le système de soins et le secteur médico-social ;
- l'éducation pour la santé.

Les professionnels de santé, dont les médecins traitants ainsi que les centres de santé, concourent à l'offre de soins de premier recours, en collaboration, le cas échéant, dans le cadre de coopérations organisées avec les établissements et services de santé, sociaux et médico-sociaux.

Les soins spécialisés de second recours non couverts par l'offre de premier recours sont organisés dans les mêmes conditions en lien avec les établissements de santé de proximité.

Les soins de troisième recours sont ceux de l'hyperspécialisation, caractérisés par les CHU.

Ceci a conduit le législateur à préciser les missions du *spécialiste en médecine générale* de premier recours qui, outre ses missions traditionnelles, se voit défini désormais comme contributeur, législativement, à la *permanence des soins.*

Ce dernier aspect est particulièrement déterminant, car il est contextualisé à la prise en charge des soins d'urgence. Afin d'éviter le recours systématique aux services d'urgence hospitalière, la loi prévoit l'organisation d'une permanence des soins de ville assurée par les médecins généralistes en concertation avec les établissements de santé, ainsi que la mise en place de maisons de santé pluridisciplinaires. Celles-ci seront portées à 250 (il en existait 160 en 2009 ; cf. *sur cette question le rapport Juilhard-Vallancien, juin 2009*), financées par l'État et l'assurance-maladie. Dans ce même cadre, la loi prévoit de renforcer la communication entre médecine de ville et hôpital afin de faciliter les sorties d'hospitalisation et la coordination de la prise en charge, notamment au travers de la télémédecine.

Rappelons que les *centres de santé* représentent les modes les plus anciens d'exercice professionnels intégrés et le plus présent sur le territoire national (1 432 en 2008 dont 521 centres de soins infirmiers et 159 centres de santé médicaux). Ce qui les différencie des *maisons de santé* : le salariat de leurs professionnels et leur implantation essentiellement urbaine.

Les *pôles de santé* regroupent, quant à eux, des professionnels de santé différents, chacun conservant son indépendance et son lieu d'exercice.

2. **Les réseaux de santé.** – La notion de *réseau* est essentiellement tournée vers la volonté de privilégier l'intérêt des patients en recherchant des compromis pour faire évoluer les structures sanitaires hors leurs murs.

L'objet des réseaux est simple : orienter les malades vers les prises en charge les mieux adaptées à leur pathologie.

Les ordonnances 96-345 et 96-346 au 24 avril 1996 distinguaient deux types de réseaux :

- d'une part, ceux relevant du Code de la sécurité sociale visant à l'amélioration de la coordination des soins *via* un caractère expérimental notamment sur le plan tarifaire et uniquement tourné vers les pathologies lourdes et chroniques ;
- d'autre part, ceux issus du CSP couvrant le champ des installations en lits, places ou équipements matériels lourds et des activités de soins et associant l'ensemble des acteurs institutionnels.

Cette dichotomie juridique avait pour conséquence une double tutelle : celle des URCAM (Union régionale des caisses d'assurance-maladie) pour ce qui concerne les réseaux relevant du Code de la sécurité sociale et celle des ARH pour ce qui concerne ceux relevant du Code de la santé publique.

La loi du 4 mars 2002[1] a mis un terme à cette dissociation et donc aux deux cadres juridiques préexistants. Le nouveau dispositif remplace les réseaux de soins du Code de la santé publique par les *réseaux de santé*, la loi de financement de la Sécurité sociale pour 2002 supprimant, quant à elle, les dispositions du Code de la sécurité sociale. Elle disposait de la création dans le cadre de l'ONDAM d'une dotation nationale de développement des réseaux (DNDR) constituée en dotations régionales (DRDR) dont l'affectation se trouvait décidée conjointement dans le cadre des priorités pluriannuelles de santé par le directeur

1. Loi nº 2002-303 du 4 mars 2002 relative aux droits des malades et à la qualité du système de santé (*JO* du 5 mars 2002, p. 4118).

de l'ARH et le directeur de l'URCAM. La loi n° 2006-1640 du 21 décembre 2006 de financement de la Sécurité sociale pour 2007 (art. 94) a mis un terme à ce dispositif créant en substitution un Fonds d'intervention pour la qualité et la coordination des soins (FIQCS, Décret n° 2007-973 du 15 mai 2007) placé au sein de la CNAMTS. La prise de décision pour l'attribution des aides dans le cadre déconcentré s'était vue confier aux Missions régionales de santé (MRS), supprimées en 2009 et intégrées aux ARS (cf. *infra*) qui pilotent ces dispositifs.

Ainsi se trouve fondé un seul cadre juridique, celui des *réseaux de santé*, devant répondre à des critères de qualité et de conditions d'organisation et d'évaluation permettant leur éligibilité au financement public. La loi HPST leur donne un cadre juridique : celui des GCS.

IV. – Les formules juridiques de coopération

L'une des idées-forces de la loi fondatrice du 31 décembre 1970 résidait dans la volonté du législateur de mettre en place une authentique coopération interhospitalière, notion totalement novatrice à l'époque.

Cette politique, fondée (déjà) sur le souci d'optimiser les investissements en prohibant tout développement structurel concurrentiel, fut de mise en œuvre délicate, notre système sanitaire héritant d'un long passé d'autonomie jalousement préservé et de croissance conçue dans un cadre étroitement autarcique.

Les modalités juridiques de coopération interhospitalière entre établissements sanitaires membres du SPH et autres personnes morales de droit public ou privé ont été par la suite constamment affinées : la loi de 1991 permit le recours aux groupements d'intérêt public (GIP structures de droit public) et aux groupements d'intérêt économique (GIE structures de droit privé).

L'ordonnance du 24 avril 1996 progressa dans cette voie, créa les groupements de coopération sanitaire (GCS) et décida de la formation de communautés d'établissements entre structures assurant le SPH.

L'ordonnance nº 2003-85 du 4 septembre 2003, constatant la coexistence de plusieurs formules de coopération concurrentielles, alla dans le sens d'une plus grande simplification.

L'ordonnance disposa ainsi de la désactivation des communautés d'établissement et des syndicats interhospitaliers : les communautés d'établissement de santé ont disparu et aucun syndicat interhospitalier ne put se constituer après 2005, la loi HPST disposant de leur extinction complète au bénéfice essentiel des GCS.

Le GCS devient de fait l'instrument privilégié de la coopération sanitaire, appelé à en être le cadre de référence privilégié.

1. **Les conférences de territoire (CT).** – De 1991 (loi Évin) à 2003, dans le cadre de l'élaboration et de la révision du SROS, étaient obligatoirement consultées les conférences sanitaires de secteur (CSS) formées de représentants des établissements de santé, publics ou privés, du secteur sanitaire considéré. Ces CSS avaient par ailleurs mission de promouvoir la coopération entre les établissements de soins du secteur.

Elles succédaient elles-mêmes à un premier dispositif de concertation sectorielle (les groupements interhospitaliers de secteur) prévu par la loi de 1970, mais dont la mise en place avait peu convaincu.

L'ordonnance du 4 septembre 2003 disposant de la disparition du secteur comme référence territoriale de la planification au bénéfice des *territoires de santé* a entraîné un remaniement de cette organisation. Aux CSS succédèrent les *conférences sanitaires de territoire* constituées par le DARH et formées des représentants des établissements de santé, des professionnels de santé libéraux, des centres de santé, des élus et des usagers du territoire de santé concerné.

La loi HPST en cohérence avec sa portée générale de santé publique (et pas uniquement sanitaire) modifie à nouveau la terminologie et instaure des *conférences de territoire (CT)*. Elles sont composées des différentes catégories d'acteurs du système de santé du territoire concerné, dont les usagers. La CT contribue à mettre en cohérence les projets territoriaux sanitaires avec le *projet régional de santé* et les programmes nationaux de santé publique.

La CT peut faire toute proposition au DGARS sur l'élaboration, la mise en œuvre, l'évaluation et la révision du PRS *via* les *projets de santé de territoire*. Ces propositions peuvent faire l'objet de *contrats locaux de santé*, portant sur la promotion de la santé, la prévention, les politiques de soins et l'accompagnement médico-social.

2. **Les communautés hospitalières de territoire (CHT).** – Leur création contribue à faire entrer dans les faits la territorialisation de la politique sanitaire, désormais plus en adéquation avec la politique globale d'aménagement du territoire. Sa vertu planificatrice, induite, est évidente dans la mesure où son objectif *princeps* est la mise en place de stratégies communes avec possible transfert d'activités de soins et d'équipements matériels lourds.

Il serait ainsi insuffisant de retenir qu'elles sont le simple relais ou une forme évoluée de formules anciennes. On peut ici simplement évoquer à nouveau les communautés d'établissements de santé, instituées sous l'égide de l'ordonnance du 24 avril 1996 et supprimées par l'ordonnance du 4 septembre 2003.

Les CHT (29 constituées en 2010) sont réservées aux seuls EPS, excluant toutes autres institutions de santé, à l'exception des établissements publics médico-sociaux dont la participation est envisagée. Il s'agit d'une possibilité conventionnelle qui est offerte aux EPS, et non d'une obligation, afin de mettre en place une stratégie commune et de gérer en commun certaines fonctions et activités grâce à des délégations ou des transferts de compétence entre les établissements, notamment *via* le recours à la télémédecine.

Créée par voie conventionnelle, la CHT n'est pas une personne juridique nouvelle.

L'initiative en revient aux établissements (directeurs et présidents de CME). Cela étant, le législateur n'a pas écarté une initiative en propre des présidents de conseil de surveillance qui ont la faculté de proposer au directeur de l'ARS la conclusion d'une telle convention.

La convention constitutive fait l'objet d'une double approbation. En premier lieu, elle est approuvée par les directeurs des EPS membres après information des comités techniques d'établissement et avis des conseils de surveillance. En amont, ce sont ces mêmes directeurs conjointement avec les présidents de CME qui en élaborent la teneur.

En second lieu, elle est soumise à l'approbation du DGARS auquel il appartient d'apprécier la compatibilité de la convention avec le SROS. Le territoire d'une CHT n'est pas obligatoirement le territoire de santé défini par l'ARS : celui-ci peut donc comprendre plusieurs CHT. Celles-ci ne se qualifient donc pas par leur territorialité, mais par la qualité des partenaires qui y recourent (les EPS). Il n'y a pas d'obstacle à ce qu'une convention de CHT intéresse plusieurs EPS appartenant à des territoires de santé différents.

Un EPS ne peut appartenir qu'à une seule CHT.

La convention définit :

- le projet médical commun de la CHT ainsi que les compétences et activités qui seront déléguées ou transférées entre les établissements partenaires ;
- les modalités de mise en cohérence des CPOM, des plans globaux de financement pluriannuels et des programmes d'investissement des établissements ;
- les modalités de coopération entre les établissements en matière de gestion et les modalités de mise en commun des ressources humaines et des systèmes d'information hospitaliers ;
- la contrepartie des missions assumées pour leur compte par certains d'entre eux ;
- le cas échéant, les modalités d'articulation entre les EPS signataires de la convention et les établissements médico-sociaux publics participant aux actions menées dans le cadre de la convention de CHT ;
- la composition du conseil de surveillance, celle du directoire et des organes représentatifs du personnel de

l'établissement siège de la CHT, qui comprennent chacun des représentants des établissements parties à la convention.

La convention de CHT peut prévoir (c'est donc facultatif) la création d'instances communes de représentation et de consultation des personnels.

Le transfert ou la cession d'activités de soins ou d'équipements matériels lourds, soumis à autorisation, prévus par une convention de CHT sont assujettis à nouvelle autorisation délivrée par le DGARS, selon une procédure simplifiée. De telles reconfigurations peuvent s'accompagner de transfert ou d'échange de biens meubles et immeubles ainsi que des droits et obligations y afférents, sans contrepartie budgétaire. En lien, le transfert des agents affectés aux activités transférées est possible, après avis du CTE de l'EPS transférant, l'EPS d'accueil devenant nouvel employeur.

L'application de la convention fait l'objet d'un suivi par une commission de communauté composée des présidents des conseils de surveillance, des présidents des CME et des directeurs des établissements partenaires. Cette commission a toute latitude pour proposer aux instances compétentes des établissements les mesures nécessaires pour faciliter l'application de la convention ou améliorer la mise en œuvre de la stratégie commune qu'elle définit.

La résiliation de la convention peut intervenir :

- soit par décision concordante des conseils de surveillance des EPS parties à la convention ;
- soit sur demande motivée des conseils de surveillance de la majorité des EPS parties à la convention ;
- soit sur décision prise par le DGARS en cas de non-application de la convention.

Pour résumer, les CHT ne concernent que les hôpitaux publics. Ceux-ci ne peuvent adhérer qu'à une seule CHT. L'adhésion à une CHT n'exclut pas pour un établissement sa participation à d'autres structures de coopération (GCS). Une telle démarche est de nature conventionnelle, fondée sur le volontariat. Une CHT n'a pas de personnalité juridique.

Son objectif est la stratégie commune et le transfert d'activités et de compétences. Le but recherché est clair : mise en cohérence des projets d'établissement, des CPOM et des programmes de financement et d'intéressement.

3. **Les groupements de coopération sanitaire (GCS).** Ces structures de coopération (69 en 2006 ; 334 recensés en 2010 dont 315 GCS de moyens et 29 titulaires d'au moins une autorisation de soins) sont une création de l'ordonnance du 24 avril 1996. Prévus initialement pour être constitués par deux ou plusieurs établissements de santé, publics ou privés, ne remplissant pas les conditions pour constituer entre eux un SIH, les GCS, depuis l'ordonnance du 4 septembre 2003, leur succèdent comme structure privilégiée de coopération sanitaire. Ils peuvent être ouverts aux professionnels libéraux de santé et sont devenus le moyen d'une nouvelle transversalité entre EPS, établissements privés, structures médico-sociales et médecine de ville. Tout cela sans exclusive : l'ordonnance de 2003 disposait ainsi que d'autres organismes ou professionnels de santé concourant aux soins pouvaient en faire partie.

La loi du 21 juillet 2009 renforce et clarifie cette forme juridique majeure de coopération. L'exposé des motifs de la loi est significatif de la volonté des pouvoirs publics : « Le GCS constitue le mode privilégié entre établissements de santé privés et publics et permet également les coopérations avec les professionnels de santé libéraux, les centres de santé, d'autres organismes ou le secteur médico-social. Il permet de mutualiser des moyens ou d'exercer en commun une activité autorisée sur un ou plusieurs territoires de santé, et à l'échelle d'une ou plusieurs régions. »

Un GCS peut se voir attribuer par le DG de l'ARS une ou plusieurs des missions de service public. Ceci consacre le caractère éminent de cette formule de coopération.

Deux types de GCS sont distingués :

– le GCS de moyens (« mise en commun de moyens ») aussi appelé « GCS classique » ;

– le GCS de soins, établissement de santé à part entière, autorisé à exercer, en son nom, une ou plusieurs activités de soins.

A) *Le GCS de moyens.* – Le GCS de moyens a pour objet de faciliter, d'améliorer ou de développer l'activité de ses membres. On reprend là les attributions d'origine (d'où son « classicisme »).

Il peut ainsi :

– organiser ou gérer des activités administratives, logistiques, techniques, médico-techniques, d'enseignement ou de recherche. Ce type de GCS peut être utilisé pour mener un projet de construction pour un bâtiment de soins ou gérer des fonctions logistiques (blanchisserie hospitalière, système d'information). On retrouve sur ces derniers types d'intervention possible les capacités que pouvaient autrefois détenir les SIH, aujourd'hui en voie d'extinction ;
– réaliser ou gérer pour le compte de ses membres des équipements d'intérêt commun, y compris des plateaux techniques tels que blocs opératoires, services d'imagerie médicale ou pharmacies à usage intérieur (PUI), et détenir à ce titre des autorisations d'équipements matériels lourds ;
– permettre les interventions communes de professionnels médicaux et non médicaux exerçant dans les établissements membres, des professionnels salariés du groupement, ainsi que des professionnels médicaux libéraux membres ou associés du groupement.

B) *Le GCS « établissement de santé ».* – Quoique lui ayant conféré la personnalité morale, le législateur n'avait pas donné, en 2003, au GCS le statut d'établissement de santé à part entière. C'est dorénavant chose faite : innovation, majeure, la loi du 21 juillet 2009 détermine une seconde forme de GCS à laquelle est conféré ce statut.

Antérieurement, un dispositif expérimental permettait qu'une telle structure de coopération puisse être autorisée par le DARH, à la demande des établissements de santé membres, à exercer les missions d'un établissement de santé, voire à assurer l'exploitation d'une autorisation détenue par l'un de ses membres et dispenser à ce titre des soins remboursables aux assurés sociaux. Deux arrêtés des 16 avril 2007 et 22 décembre 2008 étaient venus fixer le cahier de charges de cette expérimentation. Sans réel succès : seuls deux groupements de cette nature furent agréés (GCS hôpitaux pédiatriques de Nice CHU-Lenval ; GCS soins Flandre maritime).

La loi met un terme à ce caractère expérimental et confie au DGARS la faculté d'ériger un GCS en établissement de santé à part entière.

C) *Statut et règles de fonctionnement.* – La qualité privée ou publique du GCS est fonction de la qualité des membres (loi n° 2011-940 du 11 août 2011 dite loi Fourcade) si ceux-ci sont juridiquement homogènes : tous de droit privé il est établissement de santé privé, tous de droit public il est EPS. Si ce n'est pas le cas, la nature juridique est fixée par la convention constitutive (d'approbation par le DGARS). La comptabilité du groupement, selon sa nature juridique, est de droit public ou de droit privé.

Il poursuit un but non lucratif et peut être employeur. Il peut être constitué avec ou sans capital.

Les professionnels médicaux des membres peuvent effectuer des prestations au bénéfice des autres membres (prestations croisées).

L'assemblée générale des membres du groupement est habilitée à prendre toute décision intéressant le groupement ; elle élit, en son sein, un administrateur chargé de la mise en œuvre de ses décisions et qui représente le groupement dans tous les actes de la vie civile.

4. **L'extinction des syndicats interhospitaliers (SIH).** C'est la loi du 31 décembre 1970 qui donna la possibilité aux établissements de santé de se regrouper, comme c'était déjà le cas pour les communes depuis 1926, afin de réaliser des actions communes. Les dispositions législatives postérieures (1991-1996) ont constamment favorisé leur

constitution. Souhaitant favoriser la formule des GCS, l'ordonnance du 4 septembre 2003 a prohibé toute nouvelle création de SIH à compter du 1er janvier 2005. Plusieurs dizaines fonctionnent encore, mais sont en voie d'extinction : la loi HPST dispose de leur transformation, avant le 23 juillet 2012, soit en CHT, soit en GCS, soit en GIP.

5. **Les groupements d'intérêt public (GIP).** – La loi nº 82-610 du 15 juillet 1982 prévoyait : « Des GIP dotés de la personnalité morale et de l'autonomie financière peuvent être constitués entre des établissements publics ayant une activité de recherche et de développement technologique, entre l'un ou plusieurs d'entre eux, et une ou plusieurs personnes morales de droit public ou de droit privé pour exercer ensemble pour une durée déterminée des activités de recherche ou de développement économique ou gérer des équipements d'intérêt commun nécessaires à ses activités. »

La loi nº 87-571 du 23 juillet 1987 relative au développement du mécénat a étendu le champ d'application du GIP au domaine sanitaire et social[1].

Le groupement est une *personne morale de droit public* dotée de l'autonomie administrative et financière. Les personnes morales le constituant y exercent ensemble des activités d'intérêt général à but non lucratif, en mettant en commun les moyens nécessaires à leur exercice.

Les personnes morales de droit public et les personnes morales de droit privé chargées d'une mission de service public doivent y détenir ensemble plus de la moitié du capital ou des voix dans les organes délibérants.

On se reportera utilement pour l'analyse de cette formule de coopération à la loi nº 2011-525 de simplification et d'amélioration de la qualité du Droit du 17 mai 2011.

6. **Les groupements d'intérêt économique (GIE).** Cette *structure de droit privé* a été créée par une ordonnance du 23 septembre 1967 modifiée par la loi du 13 juin 1989.

1. Décret nº 88-1034 du 7 novembre 1988 modifié par le décret nº 89-918 du 2 décembre 1989.

Son but est de permettre et d'autoriser le développement de l'activité économique de ses membres, d'améliorer ou d'accroître les résultats de cette activité. *L'activité du GIE ne peut avoir qu'un caractère auxiliaire par rapport à l'activité de ses membres*.

Il convient d'insister sur ce principe posé par l'ordonnance de 1967 qui précise que les GIE ne doivent développer qu'une activité qui s'inscrit dans le prolongement de l'activité principale de ses membres. Il devrait donc s'agir d'activités qui, par nature, s'inscrivent dans le cadre des prestations que chaque EPS doit développer soit pour répondre à ses besoins de gestion (système d'information, par exemple), soit pour assurer des missions au profit de ses usagers (actes de diagnostic, restauration).

Sur le plan juridique, il s'agit d'une *personne morale de droit privé* intermédiaire entre l'association et la société commerciale.

Sauf dérogations particulières, les membres du GIE sont solidaires des dettes du groupement sur leur patrimoine propre. À l'évidence, ce principe de solidarité constitue un risque pour les membres publics du groupement qui se trouveraient, de façon prioritaire, appelés à assumer la totalité des dettes en cas de défaillance de celui-ci. Il s'agit là d'une différence fondamentale avec le GIP dans lequel le risque financier pour chaque membre est limité à son apport initial.

On notera la possibilité de constitution de groupement européen d'intérêt économique (GEIE) ouvrant le champ sanitaire à la coopération communautaire.

Par ce point, le GIE permet aux EPS de s'engager dans des collaborations de long terme avec les industriels (mise en œuvre de brevets d'invention ; depuis la loi du 31 juillet 1991 : « dans le respect de leur mission, les EPS peuvent à titre subsidiaire assurer des prestations de service et exploiter des brevets et des licences »).

Plusieurs dizaines de GIE à orientation sanitaire ont été créés. Ils ont le plus souvent pour but la gestion d'équipements matériels lourds et des prestations informatiques.

7. **Les conventions de coopération.** – Elles ont longtemps présenté un grand intérêt fonctionnel qu'elles tiraient de leur formalisme épuré, sanctionnant des accords contractuels entre des ES de statut identique ou différent, chacun conservant sa personnalité morale. Leur cadre électif de développement fut celui de la co-utilisation d'équipements matériels lourds impliquant établissements publics et privés, voire ponctuellement des praticiens libéraux. Il est clair que de telles orientations passeront, dans le cadre de la loi HPST, de ce champ conventionnel simple à celui plus élaboré et structurant des GCS de moyens.

D'autre part, rappelons que les EPS peuvent participer à des actions de coopération, y compris internationales avec des personnes de droit public et privé. On notera dans ce cadre le développement de coopérations transfrontalières européennes.

8. **Les Fédérations médicales interhospitalières.** – En vue du rapprochement d'activités médicales, deux ou plusieurs centres hospitaliers peuvent, par décision conjointe de leurs directeurs, décider de regrouper certains pôles d'activité clinique ou médico-technique (cf. *infra*, p. 84) ou certaines structures internes de ces pôles, en fédérations médicales interhospitalières, avec l'accord des chefs de pôles concernés.

Chapitre III

LES ÉTABLISSEMENTS PUBLICS DE SANTÉ

Historiquement, le pouvoir de décision à l'hôpital a longuement appartenu (cf. lois de l'an V/1796, 1851, 1941) à une assemblée, « commission administrative », dominée par l'édilité locale et présidée par le maire de la commune de rattachement. La définition du pouvoir propre du directeur (la fonction n'apparaît dans sa définition contemporaine qu'en 1941) n'a pris corps que progressivement, et il fallut attendre la loi du 31 décembre 1970 pour voir affirmer la prééminence d'un exécutif pleinement décisionnaire.

C'est ainsi que le conseil d'administration, qui se substitua en 1970 aux commissions administratives, s'était vu doté d'une *compétence d'attribution*, alors que le directeur bénéficiait, quant à lui, de la *compétence générale et absolue* anciennement détenue par les commissions administratives et leur président.

S'opérait ainsi un transfert majeur de compétence de l'assemblée délibérante vers un exécutif fort personnalisé par le directeur, fonctionnaire nommé par le ministre de la Santé. Cela suggérait, dès cette époque, une volonté à peine dissimulée de recentrer l'hôpital public dans un cadre national répondant aux logiques de politique générale et macroéconomique, souvent contradictoire, de volontés locales de développement fondées sur un « affectif de proximité ».

Cette orientation s'exprime pleinement aujourd'hui. La formule « il faut un patron à l'hôpital » (discours présidentiel de Neufchâteau du 17 avril 2008) synthétise clairement la volonté des pouvoirs publics de concentrer les actes de gouvernance sur les directeurs d'hôpitaux : le texte du 21 juillet 2009 en est l'expression législative directe. L'hôpital public cesse d'être un établissement communal, intercommunal, départemental suivant le critère juridique traditionnel de *rattachement* qui était le sien jusqu'alors. C'est dorénavant son *ressort*, donc sa territorialité, qui est de cette essence ; s'y ajoute le ressort régional et interrégional permettant une prise en charge élargie de la patientèle en fonction de la nature des soins dispensés par tel ou tel établissement. Ce processus s'identifie à une rétraction sans précédent du rôle des pouvoirs locaux au profit d'une étatisation renforcée, sur le mode déconcentré incarné par les ARS.

I. – Le conseil de surveillance

La loi du 21 juillet 2009 remplace le conseil d'administration par un conseil de surveillance. Cette mutation est loin d'être d'essence purement sémantique. Les attributions antérieurement dévolues au CA se trouvent ventilées entre, d'une part, le directeur qui en récupère l'essentiel et, d'autre part, le conseil de surveillance, aux compétences contractées, essentiellement tournées vers le contrôle des établissements. Se trouve ainsi renforcée la rupture avec la proximité territoriale, largement esquissée dans les dispositifs législatifs antérieurs (notamment les ordonnances d'avril 1996). Les liens consubstantiels déjà évoqués entre hôpital et collectivités locales ne sont pas totalement niés (comment se pourrait-il ?), mais la déconnexion organique et fonctionnelle est très largement engagée.

1. Composition

A) *La présidence.* – Elle relève de l'élection par le conseil en son sein. La loi du 21 juillet 2009 met ainsi un terme au principe « historique » qui la confiait de droit aux maires « présidents-nés »[1] de la commission administrative

1. Loi du 7 août 1851 et décret du 23 mars 1852.

devenue conseil d'administration. Rappelons-en la chronologie : elle illustre à la perfection le glissement progressif vers l'hôpital comme acteur majeur de notre système de santé, devenu lui-même une « affaire d'État ». Sous le régime de la loi du 7 octobre 1796 (loi de l'an V), deux circulaires avaient défini le rôle dédié à l'édilité locale : la circulaire du 2 prairial an VIII intégrait de droit le maire à la commission communale des hospices ; la circulaire du 25 floréal an X lui en confiait la présidence. Cette « municipalisation » inscrivait donc le destin de l'hôpital dans un cadre étroitement communal dont il tirait, du reste, à l'époque, l'essentiel de ses ressources.

Seule discordance à ce régime (toute relative, car nous restions dans un mode d'organisation administrative territoriale) : la loi du 30 juin 1838 réglementant l'hospitalisation psychiatrique qui rattachait ces établissements au cadre départemental. Par la suite rien ne bouge.

Première approche d'évolution : le rapport Grégoire introductif à la loi de 1970 (loi Boulin) préconisait l'élection du président par le conseil d'administration, le maire ne détenant plus cette fonction de manière obligatoire.

La mission Couty, en 1990, préparant à la loi du 31 juillet 1991 (loi Évin) n'écartait pas cette hypothèse, reprise également dans le cadre de la réflexion préalable à l'ordonnance du 24 avril 1996 (ordonnances Juppé).

Cette éventualité, non retenue jusqu'alors, l'a été en 2009, conformément aux recommandations de la commission Larcher.

Le conseil de surveillance élit son président au sein de deux des trois catégories le constituant : la représentation des collectivités territoriales (1er collège) ou celle des personnalités qualifiées (3e collège). On notera qu'au sein du 1er collège figurent de droit le maire de la commune siège de l'établissement principal et le président du conseil général ou leur représentant respectif. La présidence peut donc parfaitement leur échoir, mais l'élection est dorénavant la règle. Autre remarque : rien ne permet d'affirmer que l'action d'un élu au bénéfice d'une structure sanitaire locale soit, aujourd'hui, plus pertinente en interne que l'action d'influence qu'il peut avoir à l'extérieur, tant le rôle dévolu que ce soit au directeur d'hôpital ou à celui de l'ARS (cf. *infra*) est prégnant. L'Assemblée des maires de France s'est exprimée, à plusieurs reprises, sur ce point qui ne tient plus du paradoxe.

B) *Membres avec voix délibérative.* – L'ordonnance du 24 avril 1996 précisait que les CA des EPS comprenaient six catégories de membres. La nouvelle loi hospitalière instaurant le conseil de surveillance les réduit à trois sans édulcorer la nature des différentes représentations : ceci signifie simplement que des catégories ont été agrégées afin de rendre le conseil plus ramassé et cohérent au plan catégoriel (cela vaut en particulier pour les représentants des personnels médicaux et non médicaux « fractionnés » dans la précédente configuration) :

- au plus (1er collège) cinq *représentants des collectivités territoriales ou de leurs groupements* désignés en leur sein par les organes délibérants des collectivités territoriales ou de leurs groupements, parmi lesquels figurent le maire de la commune siège de l'établissement principal ou son représentant et le représentant du conseil général ou son représentant (cf. *supra*) ;
- au plus (2e collège) cinq *représentants du personnel médical et non médical* de l'établissement public, dont *un représentant élu parmi les membres de la commission des soins infirmiers, de rééducation et médicotechniques* (CSIRMT), les autres membres étant désignés à parité respectivement par la commission médicale d'établissement (CME) et par les organisations syndicales les plus représentatives compte tenu des résultats obtenus lors des élections au comité technique d'établissement (CTE) ;
- au plus (3e collège) cinq *personnalités qualifiées*, parmi lesquelles deux désignées par le directeur général de l'ARS et trois, dont deux *représentants des usagers* désignés par le préfet du département.

Le nombre de membres de chacun des collèges est identique.

Qu'en conclure ? :

1/ la composition est réduite (9 membres pour les établissements communaux, 15 pour tous les autres), mais reste en deçà du projet gouvernemental initial qui prévoyait un conseil réduit à quelques membres (rappelons cependant que les ex-conseils d'administration des CH/CHR comportaient 22 membres, ceux des CHU 31, et celui de l'Assistance publique-Hôpitaux de Paris 52) ;
2/ le nombre de représentants des usagers prend proportionnellement plus d'importance ;
3/ la présidence ne revient plus de droit au maire, aboutissement d'un long débat public pluridécennal (cf. *supra*).

C) *Membres avec voix consultative.* – Le rôle qu'ils sont amenés à tenir, au sein du conseil, n'en est pas moins majeur.

Pour preuve nous trouvons ainsi, dans cette catégorie :

- le directeur, président de droit du directoire (cf. p. 64) ;
- le vice-président du directoire donc, de droit, le président de la CME (dans la configuration antérieure, il bénéficiait d'une voix délibérative. Il ne faut cependant pas y voir une rétraction de l'influence du corps médical : par parallélisme de représentation, il siège de fait dans une posture identique à celle du président du directoire, directeur de l'EPS) ;
- le directeur général de l'Agence régionale de santé (DGARS) ;
- le représentant de la structure chargée de la réflexion éthique, au sein des EPS, lorsqu'elle existe ;
- le directeur de la caisse d'assurance-maladie ;
- dans les CHU, le directeur de l'unité de formation et de recherche médicale ou le président du comité de coordination de l'enseignement médical ;
- dans les établissements délivrant des soins de longue durée ou gérant un établissement d'hébergement pour

personnes âgées, un représentant des familles de personnes accueillies.

D) *Le système des incapacités et des incompatibilités.* Sept situations sont visées faisant distinguo entre :

– l'*incapacité* (un cas) liée à l'impossibilité d'être élu à cause de condamnations civiles ou pénales de nature infamante (dégradation civique en cas de fraudes électorales, privation des droits civiques) ;
– l'*incompatibilité* (six cas) qui permet l'élection ou la désignation dès lors que l'intéressé révise sa situation de manière à annuler les causes de cette incompatibilité.

À ce titre, nul ne peut être membre d'un conseil de surveillance :

1/ *à plus d'un titre* : cette disposition interdit donc le cumul des mandats ;
2/ *s'il est membre du directoire* (à l'exception de ses présidents et vice-président, cf. *supra*) ;
3/ s'il a personnellement ou par conjoint, ascendant, descendant en ligne directe, *un intérêt direct ou indirect* dans la gestion d'un établissement de santé privé (à l'exception de ceux assurant l'exécution d'une mission de service public) ;
4/ s'il est *prestataire de biens et services* liés à l'établissement par contrat ;
5/ s'il est *agent salarié de l'établissement*. Toutefois, cette disposition n'est pas opposable aux représentants du personnel médical, pharmaceutique et odontologique et aux représentants du personnel titulaire de la FPH ;
6/ s'il exerce *une autorité sur l'établissement en matière de tarification ou* s'il est *membre du conseil de surveillance de l'ARS.*

2. **Attributions.** – La loi du 21 juillet 2009 fait du conseil de surveillance une instance supérieure dont la vocation est

double : il est ainsi appelé, d'une part, à se prononcer sur la stratégie institutionnelle, d'autre part, à exercer le contrôle permanent de la gestion de l'établissement. Ses pouvoirs sont désormais ramassés et totalement centrés sur ce double objectif.

La loi maintient la capacité délibérative, mais cette compétence ne concerne plus les moyens et les modalités de gestion : ni en matière budgétaire, sur l'EPRD, ni sur l'organisation interne des activités. Par ailleurs, contrairement à la législation antérieure, le projet d'établissement ne peut plus être sanctionné par un refus d'approbation des services de l'État : son caractère emblématique s'en trouve fortement édulcoré. Tout se concentre, en termes de stratégie, sur le seul CPOM conclut entre le directeur et l'ARS, en dehors du champ des compétences délibératives du conseil.

Le conseil de surveillance *délibère* sur :

- le projet d'établissement ;
- les conventions passées en application de l'ordonnance n° 58-1373 du 30 décembre 1958 (convention hospitalo-universitaire) et des textes pris pour son application ;
- le compte financier et l'affectation des résultats ;
- toute mesure relative à la participation de l'établissement à une communauté hospitalière de territoire dès lors qu'un CHU est partie prenante ainsi que tout projet tendant à la fusion entre plusieurs EPS ;
- le rapport annuel sur l'activité de l'établissement présenté par le directeur ;
- toute convention intervenant entre l'EPS et l'un des membres de son directoire ou de son conseil de surveillance ;
- les statuts des fondations hospitalières créées par l'établissement (il s'agit d'une novation de la loi HPST ; adossées à la loi du 23 juillet 1987 sur les fondations d'utilité publique, elles sont créées par les EPS afin de réaliser une ou plusieurs activités d'intérêt général à but non lucratif dans le but de concourir aux missions de recherche).

Il donne son avis (attributions consultatives) sur :

– la politique d'amélioration continue de la qualité, de la sécurité des soins et de la gestion des risques ainsi que les conditions d'accueil et de prise en charge des usagers ;
– les acquisitions, aliénations, échanges d'immeubles et leur affectation, les baux de plus de dix-huit ans, les baux emphytéotiques (BEH) et les contrats de partenariat ;
– le règlement intérieur de l'établissement.

D'autre part, le conseil de surveillance :

– communique au DGARS ses observations sur le rapport annuel présenté par le directeur et sur la gestion de l'établissement ;
– opère les vérifications et les contrôles qu'il juge opportuns et peut se faire communiquer les documents qu'il estime nécessaires à l'accomplissement de sa mission ;
– nomme le cas échéant le commissaire aux comptes si les comptes de l'établissement sont soumis à certification ;
– entend le directeur sur l'état des prévisions de recettes et de dépenses (EPRD) ainsi que sur le programme d'investissement.

Les délibérations du conseil de surveillance sont exécutoires si le DGARS ne fait pas opposition dans les deux mois qui suivent la réunion du conseil s'il y a assisté ou la réception de la délibération dans les autres cas. Les délibérations concernant le compte financier et l'affectation des résultats sont exécutoires de plein droit dès réception par le DGARS.

Qu'en conclure ? :

1/ le maintien du principe antérieur : tout comme l'était le conseil d'administration, le conseil de surveillance reste une instance décisionnelle. Il dispose, à l'identique que précédemment, d'une compétence d'attribution par opposition à la compétence générale et absolue du directeur ;

2/ les attributions sont recentrées sur la définition d'orientations stratégiques et surtout sur une mission de contrôle de l'ensemble de l'activité de l'établissement ;

3/ il est garant d'une saine gestion financière sur laquelle il ne se prononce plus (excepté l'affectation des résultats), mais qu'il observe et évalue *via* les communications du directeur ;

4/ nombre des compétences délibératives de l'ex-conseil d'administration ne lui sont pas conservées et relèvent désormais de la compétence du directeur, président du directoire. On citera ainsi : le CPOM, l'EPRD, le plan de retour à l'équilibre budgétaire (PRE), l'organisation interne des établissements en pôles, la politique annuelle de coopération, les BEA et les contrats de partenariat, les acquisitions et cessions immobilières, le règlement intérieur ;

5/ alors que toutes les délibérations du conseil d'administration généraient l'avis préalable de la CME et du CTE, la loi HPST n'en fait plus mention.

II. – Le directoire

La gouvernance hospitalière revue par l'ordonnance du 2 mai 2005 avait créé dans les EPS, autres que les hôpitaux locaux, un conseil exécutif (CE).

Présidé par le directeur, ce conseil associait à parité le président de la CME et des membres de la CME désignés par celle-ci (dont au moins la moitié de responsables de pôles), le directeur et des membres de l'équipe de direction. Dans les CHU y était adjoint le directeur de l'UFR médicale (le « doyen »).

Ce conseil avait pour vocation de préparer l'ensemble des projets nécessaires à l'élaboration et la mise en œuvre du projet d'établissement et du CPOM. Il en coordonnait et en suivait l'exécution, notamment sur le plan budgétaire, et proposait des actions correctrices dont étaient informées les instances de l'établissement.

Par bien des aspects, il s'agissait là d'une novation essentielle : se trouvait en effet ainsi consacré le principe de pilotage harmonisé des EPS entre composantes administrative et médicale. La relation entre directeur et corps médical avait jusqu'alors toujours été marquée du sceau de l'ambiguïté ou plus exactement du dialogue informel mais inévitable : la perception de leurs pouvoirs et savoirs respectifs nourrie par ces deux composantes concourait à une relation pragmatique mais non exempte de suspicion réciproque, à peine rentrée. Or, le principe de conjonction d'intérêt (la sauvegarde du cadre hospitalier public) l'emporte aujourd'hui, et le législateur se l'approprie : les EPS ont certes besoin d'un décideur final unique, le directeur sur lequel pèse une totale responsabilité en matière de gestion, mais l'élaboration de la « prise de cap » est de nature médico-administrative. On rapprochera cette orientation de la notion très jointive de maîtrise médicalisée des dépenses de santé (et donc hospitalière) que consacre dorénavant, au plan sanitaire, la tarification à l'activité (cf. *infra*, p. 110).

La loi du 21 juillet 2009 substitue à ce conseil exécutif, dont il a été tenu compte de l'expérience, un directoire dont la présidence est confiée au directeur et la vice-présidence au président de la CME : le copilotage conçu dans le contexte du conseil exécutif est réaffirmé. De fait, il est notoirement amplifié. Le directeur, outre sa compétence générale et absolue bien établie et héritée de la loi du 31 décembre 1970, se voit ainsi définir 15 missions majeures de gestion (cf. p. 69) dont la mise en œuvre nécessite concertation préalable avec le directoire. En dehors de cette obligation consultative, le directoire est doté d'un pouvoir délibératif direct : l'approbation du projet médical (c'est-à-dire du projet d'activité de soins, source lui-même de la pérennité de l'établissement *via* la T2A, et le principe de rémunération institutionnelle qu'elle instaure). D'autre part, il prépare le projet d'établissement notamment sur la base de sa valence soignante (le projet de soins, infirmiers, de rééducation et médico-techniques) dont l'adéquation avec le projet médical est évidemment indispensable. Par ailleurs, son poids de conseil s'impose quasiment au quotidien gestionnaire : la loi dispose que le directoire « conseille le directeur dans la gestion et la conduite de l'établissement » (la fréquence de ses réunions ne peut être inférieure à huit par an). Un principe cogestionnaire s'exprime ainsi, la décision actée restant entre les mains du directeur seul responsable fondé tant au regard du conseil de surveillance que de l'ARS. Rôle capital que le sien, mais ô combien fragile dans la diversité des contraintes qui entrent elles-mêmes dans la définition de son emploi.

Le directoire se compose de sept membres (neuf dans les CHU, cf. *infra*), qui appartiennent tous au personnel de l'établissement dont une majorité issue des catégories médicale, pharmaceutique, maïeutique (rappelons que les sages-femmes sont profession médicale) et odontologique.

Y siègent :

- le directeur, président du directoire ;
- le président de la CME, vice-président, ou premier vice-président dans les CHU. Dans ces derniers, en effet, cette vice-présidence est étendue à d'autres membres titulaires (ce qui concourt à faire passer la composition de sept à neuf membres) : le vice-président doyen, directeur de l'unité de formation et de recherche médicale ou président du comité de coordination de l'enseignement médical, et un vice-président chargé de la recherche. Ce dernier est nommé par le directeur sur proposition conjointe du président de l'INSERM, du président de l'université dont relève l'UFR médicale et du vice-président doyen ;
- le président de la CSIRMT ;
- des membres (au nombre de quatre) nommés et, le cas échéant, révoqués par le directeur, après information du conseil de surveillance. Pour ceux qui appartiennent aux professions médicales, le directeur les nomme sur proposition du président de la CME (dans les CHU sur proposition du président de la CME conjointement avec le doyen ou le président du comité de coordination de l'enseignement médical). En cas de désaccord, le directeur peut demander de nouvelles propositions. Si nouveau désaccord, il nomme les membres de son choix. Une

telle hypothèse entrant dans les faits ne concourrait pas, à l'évidence, à la sérénité des travaux du directoire : on ne peut cependant l'exclure. Quelle serait alors l'attitude tant de l'ARS que du conseil de surveillance ? La question reste pendante.

La durée du mandat des membres nommés par le directeur-président est de quatre ans.

Ce mandat prend fin lors de la nomination d'un nouveau directeur, si son titulaire quitte l'établissement ou cesse d'exercer les fonctions au titre desquelles il siégeait.

Rappelons également que le fait d'être membre du directoire (à l'exception des président et vice-président) interdit de siéger au conseil de surveillance.

Comme pour les membres du conseil de surveillance, toute convention entre l'EPS, et l'un des membres de son directoire doit faire l'objet d'une délibération du conseil de surveillance. Il en est de même des conventions auxquelles l'une de ces personnes est indirectement intéressée ou dans lesquelles elle traite avec l'établissement par personne interposée. Faute de déclaration spontanée au conseil de surveillance par une personne entrant dans ces champs de situation, celle-ci encourt la révocation de ses fonctions au sein de l'établissement.

III. – Le directeur, président du directoire et le corps de direction des hôpitaux

Le corps de direction des hôpitaux trouve ses origines dans la loi du 21 décembre 1941 (art. 13) et dans le règlement d'administration publique du 17 avril 1943. Jusqu'à cette date, l'administration des établissements était exclusivement confiée aux commissions administratives : les décisions étaient exécutées par le secrétaire de la commission administrative, auquel était parfois associé un économe dans lesquels on peut voir les prodromes de la fonction directoriale.

La loi de 1941 reconnaît un rôle spécifique au directeur, notamment en ce qui concerne la *nomination du personnel* dans les établissements de plus de 200 lits. Toutefois, il ne possédait pas dans ces établissements les attributions d'*ordonnateur* qui ne lui seront reconnues que par l'ordonnance du 11 décembre 1958.

La loi de 1970, nous l'avons vu, lui conféra une *compétence générale et absolue* pour toutes les affaires de l'hôpital, et ce dans toutes les catégories d'établissement. Les textes postérieurs (1991, 1996, 2003) ont maintenu cette dimension et orienté son action dans un contenu plus managérial, fondé sur l'intéressement de tous à la prise de décision dans un contexte dominant de contractualisation interne et externe.

La loi du 21 juillet 2009 parachève cette évolution en plaçant le directeur au centre du processus décisionnel, mais sans faire de la construction managériale qu'il personnifie une forme d'isolat : le directoire et le conseil de surveillance, sans doute dans une moindre mesure, comme on l'a vu, pour ce dernier, sont là pour dissuader de toute dérive autocratique. Il n'en reste pas moins que la fonction directoriale sort renforcée de cette réforme tant est grande la préoccupation des pouvoirs publics de s'assurer de certitudes de résultat en matière de gestion hospitalière. Cependant, en regard de ce pouvoir renforcé, l'emploi est précarisé, manifestement assujetti aux résultats de gestion attendus. Le directeur peut ainsi se voir retirer son emploi dans l'intérêt du service par l'autorité investie du pouvoir de nomination, après avis du président du conseil de surveillance. S'il relève de la fonction publique hospitalière (il n'y a en effet plus d'automaticité : la forme contractuelle de l'emploi est désormais possible, donc hors statut), il peut alors être placé en position de recherche d'affectation, sauf en cas de mise sous administration provisoire.

Grande est également la refonte qui confère aux directeurs de soins la qualification de directeurs à part entière. Certes, les dispositions législatives antérieures précisaient qu'ils occupaient une place reconnue dans l'équipe de direction. Désormais, la loi dispose que « les corps et emplois des personnels de direction et des directeurs de soins » relèvent, à part égale, pour leur nomination du directeur général du Centre national de gestion (cf. *infra*).

1. **Recrutement.** – Il existe deux classes (classe normale et hors classe) qui constituent le corps de direction ; chaque classe donne vocation à occuper un emploi ou de directeur-chef d'établissement ou de directeur adjoint dans une équipe élargie.

Le décret du 2 août 2005 portant statut particulier du corps (modifié par décrets du 11 mars 2010 l'adaptant aux dispositions de la loi HPST) le reconnaît comme un corps de la haute fonction publique, un parallélisme étant établi avec le corps des administrateurs civils. La linéarité de carrière est totale. Est réaffirmée la différenciation entre les emplois des corps proprement dits et les statuts d'emploi au caractère révocable et aux missions temporaires (emplois fonctionnels) s'accompagnant d'une réévaluation significative du régime indemnitaire. Un Centre national de gestion (CNG) assure l'homogénéité des nominations par délégation ministérielle hormis pour les directeurs généraux de CHU. Ceux-ci se voient détachés sur un contrat de droit public (à l'identique des dispositions prises pour les nominations de DGARS). Une trentaine de postes de *conseillers généraux des établissements de santé* sont réservés aux DH, PH ou anciens directeurs d'agences régionales, avec une vocation de mission de médiation, d'appui au redressement et d'accompagnement dans des établissements connaissant des difficultés (sociales, financières...). Le Conseil général des hôpitaux, dont la constitution a été longuement débattue, fait encore aujourd'hui l'objet de controverses quant à l'objet de ses missions opérationnelles : nombre de commentateurs considèrent son intégration à l'IGAS comme inéluctable. Le statut de l'IGAS tel que revu en 2011 (décret n° 2011-931 du 1er aout 2011) prévoit ces conditions d'intégration (art. 17 et 22).

L'accès au grade de directeur de classe normale est assujetti à un *concours externe* accessible aux titulaires d'un diplôme autorisant l'admission au concours externe d'entrée à l'ENA et à un *concours interne*, puis au suivi d'une formation en tant qu'élève-directeur d'hôpital (EDH), dispensée par l'École des hautes études en santé publique (EHESP).

La loi du 21 juillet 2009 vient modifier la loi n° 86-33 du 9 janvier 1986 relative à la *Fonction publique hospitalière* (cf. « Que sais-je ? », n° 3511) permettant de la sorte que, par dérogation au statut général des fonctionnaires et au Code de la santé publique, des personnes n'ayant pas la qualité de fonctionnaire puissent être nommées sur des emplois de directeur d'EPS (Décrets du 11 mars 2010 modifiant le décret du 2 août 2005 portant statut particulier du corps des directeurs d'EPS). Cette ouverture du recrutement permet de faire appel à de nouvelles compétences, qu'il s'agisse de personnels issus d'autres fonctions publiques, de profils ayant une expérience dans le secteur privé ou de médecins ayant développé des capacités de gestion ou de management. Ces personnes, non venues du corps et pouvant être issues de sphères d'activité non publiques, sont assujetties à une formation les préparant à leurs nouvelles fonctions, dispensées par l'EHESP ou par tout autre organisme adapté. La fin du monopole de formation par l'EHESP va de pair avec l'ouverture des emplois au privé. Ce point est naturellement important : il faut y voir la volonté des pouvoirs publics de recourir au choix de la compétence « absolue », quel que soit le cursus ou de formation ou d'emploi antérieur des postulants, pour mener à bien la lourde tâche de ramener l'hôpital public sur des bases économiques acceptables en termes d'économie générale et l'ouvrir totalement à son environnement de santé. Une orientation identique avait concouru, en 1996-1997, aux recrutements initiaux des directeurs d'ARH. Cette fois, l'accent est mis sur la gestion interne des EPS qui constituent l'essentiel du tissu sanitaire. Bien que ressentie diversement par le corps des directeurs d'hôpital, une telle ouverture doit amener à une conception moins autarcique de leurs missions. Le parallélisme est également à établir avec le « décrochage », certes relatif mais cependant bien réel, des EPS de leur ancrage local *via* la refonte de leur assemblée délibérante désormais « conseil de surveillance » et non plus d'administration (cf. *supra* p. 54) : le contrôle (la « surveillance ») vaut compréhension des principes de gestion, en aucun cas appropriation décisionnelle de ces principes.

Les directeurs-chefs d'établissement, présidents de droit du directoire, sont nommés :

- par décret pris en conseil des ministres sur le rapport des ministres en charge de la Santé et de l'Université et de la Recherche pour les CHU ;
- par décret pris sur le rapport du ministre en charge de la Santé pour les CHR (rappelons que deux CHR ne sont pas classés CHU et n'ont donc pas de valence universitaire : Orléans, Metz-Thionville) ;
- par arrêté du directeur général du Centre national de gestion pour les autres établissements pris sur une liste comportant au moins trois noms de candidats proposés par le directeur général de l'ARS, après avis du président du conseil de surveillance ;
- par voie contractuelle, le DGARS pouvant décider du caractère contractuel ou statutaire du poste. Une jurisprudence administrative constante interdisant de détacher des fonctionnaires sur contrat au sein de leur propre fonction publique, la loi HPST dispose expressément que des directeurs statutaires peuvent bénéficier d'un contrat.

Les directeurs adjoints constituant l'équipe de direction le sont par arrêté du directeur général du CNG sur proposition du directeur-chef d'établissement après avis de la commission paritaire compétente.

Ce schéma des nominations montre clairement le renforcement du pouvoir de l'État dans la nomination des chefs d'établissement : ce qu'il était convenu d'appeler la *short list* (soit les candidatures retenues en préchoix et soumises à examen pour le choix final) est réduite de dix à trois noms, proposés par le DGARS après avis du président du conseil de surveillance (qui n'est plus, comme on l'a vu, de droit un élu). C'est indiscutablement l'avis du DGARS qui devient prépondérant. Est ainsi créée une « verticalité », illustration d'une reprise en main, non dissimulée du reste, par l'État (en l'occurrence *via* les ARS) de l'hôpital. Un rôle déterminant est ainsi confié à ce « préfet sanitaire » de région qui va être amené à proposer une liste restreinte de candidats parmi lesquels sera retenu, par la suite, son interlocuteur institutionnel.

On remarquera que par parallélisme la même observation vaut, en interne, pour le choix des directeurs adjoints : le chef d'établissement propose la nomination de ses collaborateurs qui constituent l'équipe de direction. Celle-ci devrait s'en trouver plus homogène et en adéquation avec les axes de gestion portés par le chef d'établissement. Choisir ses collaborateurs est capital pour mener à bien une politique : cet aspect managérial classiquement en œuvre dans le secteur privé était jusqu'alors difficilement promouvable au sein des EPS. Or, le « patron » de l'hôpital ne peut réellement l'être sans une équipe soudée l'entourant et portant ses orientations, d'autant que son action sera elle-même évaluée, voire sanctionnée, par ce véritable « pilote » au sens de « donneur de cap » qu'est le DGARS.

2. **Attributions du directeur, chef d'établissement.** La loi du 21 juillet 2009 réaffirme le principe constamment reconduit depuis 1970 : le directeur conduit la politique générale de l'établissement, représente l'institution dans tous les actes de la vie civile et agit en justice en son nom. Cette compétence générale et absolue s'exprime cependant dans le respect des domaines d'attribution du conseil de surveillance aux séances duquel il participe et dont il exécute les délibérations. Le législateur a repris ici la forme antérieure d'organisation des pouvoirs entre directeur et conseil d'administration. Mais sur le fond tout change.

Novatrice est la prise en compte du rôle imparti au directoire : dans 15 situations de gestion (CSP, L. 6143-7), la prise de décision directoriale n'est effective qu'après concertation préalable avec le directoire sans exclure naturellement la saisine d'aval, traditionnelle celle-là, des instances participatives *ad hoc*. Initialement, le texte évoquait la « consultation » puis l'« avis » du directoire. Ce n'est qu'en fin de lecture au Parlement qu'un amendement gouvernemental a retenu le terme « concertation » introduisant ainsi moins de formalisme fonctionnel dans la relation entre le directoire et son président. Cette « concertation », à tout le moins, n'édulcore en rien le pouvoir décisionnaire du président du directoire.

A) *Compétences du directeur après concertation avec le directoire.* – Au plan stratégique, le directeur :

- conclut le CPOM ;
- décide conjointement avec le président de la CME de la politique continue d'amélioration de la qualité et de la sécurité des soins, ainsi que des conditions d'accueil et de prise en charge des usagers ;
- arrête l'organisation interne de l'établissement et signe les contrats de pôle ;
- peut proposer au directeur général de l'ARS ainsi qu'aux autres établissements et professionnels de santé, la constitution et la participation aux formules de coopération interhospitalière ainsi qu'aux réseaux de santé ;
- soumet au conseil de surveillance le projet d'établissement.

Au plan de la politique budgétaire et de la gestion des ressources humaines, le directeur :

- détermine le programme d'investissement après avis de la CME en ce qui concerne les équipements médicaux ;
- fixe l'EPRD, le plan global de financement pluriannuel et les propositions de tarifs de prestations ;
- arrête le compte financier et le soumet à l'approbation du conseil de surveillance ;
- présente à l'ARS le plan de redressement (en cas de situation budgétaire précarisée) ;
- arrête le bilan social et définit les modalités d'une politique d'intéressement ;

– à défaut d'un accord sur l'organisation du travail avec les organisations syndicales représentant le personnel de l'établissement, décide de l'organisation du travail et des temps de repos.

Arrêtons-nous sur l'EPRD. Il est particulièrement significant de noter qu'il n'appartient plus à l'assemblée délibérante de le voter : le directeur le fixe après concertation avec le directoire. Si le conseil de surveillance se prononce sur la stratégie institutionnelle et exerce le contrôle permanent de la gestion de l'établissement, il ne fait qu'« entendre » le directeur sur l'EPRD. Or, il s'agit bien du document *princeps* de transposition, au plan des moyens, des orientations stratégiques. Ce point signe, à lui seul, la régression du rôle conféré aux élus dans le contexte de la loi HPST. Mais, bien plus : dans le cas où l'EPRD n'est pas approuvé par le DGARS, il appartient au directeur, après concertation du directoire, de fixer un nouvel état tenant compte des motifs de refus. Si cela n'est pas le cas, le DGARS arrête l'EPRD qui prend dans ce cas un caractère limitatif. *In fine*, la donne budgétaire est fixée par le DGARS, transcendant ainsi toute initiative institutionnelle et ne lui laissant aucune latitude.

Par ailleurs, le directeur :

– conclut les acquisitions, aliénations, échanges d'immeubles et leur affectation ainsi que les baux de plus de 18 ans ;
– conclut les baux emphytéotiques, les contrats de partenariat et les conventions de location ;
– conclut les délégations de service public ;
– arrête le règlement intérieur de l'établissement ;
– arrête le « plan blanc » de l'établissement, plan d'urgence visant à faire face à une activité accrue comme un afflux massif de victimes.

B) *La conduite générale de l'établissement.* – Elle assure au directeur un champ de compétence extrêmement large, en totale cohérence avec la volonté des pouvoirs publics de le constituer en décideur final, interlocuteur unique des services de l'État et seul responsable des actes de gestion et de la mise en œuvre des options stratégiques retenues au plan régional pour son établissement.

Rappelons ici qu'il lui appartient, comme à tout chef de service, de prendre toute mesure nécessaire au bon fonctionnement de l'administration placée sous son autorité : il ressort ainsi du *pouvoir réglementaire dérivé* précisé par la jurisprudence Jamart (Conseil d'État, 1936).

L'expression de ce principe d'exécutif fort s'exprime en plusieurs domaines.

a) Représentation légale de l'établissement dans la vie civile, dans tous les actes de gestion et en justice.

b) Gestion des personnels : le directeur exerce son autorité sur l'ensemble des personnels. Il s'agit là d'une évolution considérable de la loi HPST, longuement débattue et contestée par les organisations représentatives des intérêts du corps médical. Traditionnellement, en effet, l'autorité directoriale était de double nature : hiérarchique sur le personnel non médical (nomination, gestion des carrières, évaluation, sanction), d'organisation sur le personnel médical (organisation des pôles d'activité et des services médicaux). Cette dissociation n'existe plus vraiment. La loi HPST précise (CSP, art. L. 6143-7) : « Le directeur exerce son autorité sur l'ensemble du personnel dans le respect des règles déontologiques et professionnelles qui s'imposent aux professions de santé, des responsabilités qui sont les leurs dans l'administration des soins et de l'indépendance du praticien dans l'exercice de son art. »

c) Gestion des usagers de l'hôpital : dans ce cadre entre tout ce qui a trait à la sécurité des personnes et des biens ainsi que les vigilances sanitaires (compétences jointives de celles de la CME, du CHSCT et du CLIN).

Participent de ce champ également l'ensemble des politiques Qualité et plus particulièrement les procédures de certification développées en lien avec la HAS.

Au quotidien de la vie hospitalière, le directeur a la responsabilité :

– de l'admission des malades (il prononce l'admission et la sortie administratives) ;

– du respect de leur anonymat et de leur vie privée ;
– du bon ordre dans son établissement et de la discipline. Cela induit qu'il puisse réglementer l'exercice du droit de grève (le directeur est compétent pour limiter son exercice à certaines catégories de personnels dans le but d'assurer la permanence du service public), peut procéder à la fermeture de services, notamment en cas d'urgence (hygiène et sécurité), s'assure, comme il a été dit, de l'élaboration du règlement intérieur et de son respect.

d) Pour l'exercice de ses missions, le directeur d'un EPS peut, sous sa responsabilité, déléguer sa signature. Toute délégation doit mentionner le nom et la fonction de l'agent auquel la délégation est donnée, la nature des actes délégués, les conditions ou réserves dont le directeur juge opportun d'assortir la délégation. Ces actes sont publics de nature, donc soumis à publication administrative, et communiqués au CS ainsi qu'au comptable de l'EPS.

3. **Un exécutif aux pouvoirs régulés.** – On ne reprendra pas ici la dépendance objective du directeur au DGARS qui, rappelons-le, peut demander à l'autorité investie du pouvoir de nomination qu'il soit mis fin à ses fonctions.

A) *Ordonnateurs et comptables.* – La règle de séparation des ordonnateurs et des comptables réduit l'omnipotence de ses décisions en matière d'exécution budgétaire. *L'agent comptable de l'établissement* est un fonctionnaire dépendant du ministère de l'Économie et des Finances (receveur ou trésorier). Il se trouve donc totalement indépendant du directeur dont il contrôle la gestion.

Le comptable peut s'opposer à une décision de l'ordonnateur dans les cas suivants : constat d'une insuffisance de fonds disponibles pour honorer la dépense, ordonnancement sur des crédits irrégulièrement ouverts ou insuffisants, absence de justification de service fait ou défaut de caractère libératoire du règlement.

Si la réglementation interdit au comptable public d'être juge de l'opportunité des décisions de l'ordonnateur, en revanche, la stricte délimitation de ses contrôles ne lui interdit pas de saisir le directeur de ses interrogations sur la régularité de certaines opérations. À l'identique, le directeur peut signaler au comptable les éventuels problèmes de fonctionnement de ses services.

Il peut faire l'objet d'une réquisition de l'ordonnateur.

La circulaire interministérielle du 8 juillet 2011 (DGOS/DGFIP n° 274) structure la coordination de la Direction générale des finances publiques, des ARS et des comptables publics dans un souci de prévention et de traitement des difficultés de gestion des EPS. Les signalements d'éventuelles irrégularités constatées par les comptables publics peuvent faire l'objet de transmission au DGARS, à charge pour lui de déférer (ou non) les actes transmis au Tribunal administratif. En regard, il appartient au directeur départemental ou régional des finances publiques d'informer le DGARS des actions qu'il entreprend auprès des juridictions financières. Ce *devoir d'alerte* est susceptible de concerner : non-respect des règles de procédures d'adoption des EPRD et des comptes, risques excessifs pris dans l'endettement de l'établissement, surendettement.

B) *Le contrôle juridictionnel.* – Le directeur est responsable de ses actes devant deux grands types de juridiction, selon qu'elles sont d'usage purement interne à l'administration (Cour des comptes, Cour de discipline budgétaire, Chambre régionale des comptes) ou externe, et pouvant donc être sollicitée par les citoyens (tribunaux de l'ordre administratif et tribunaux judiciaires).

a) Les juridictions internes à l'administration. Pour juger des actes du directeur-ordonnateur, l'administration dispose du contrôle des Chambres régionales des comptes (CRC), de la Cour des comptes qui peut se traduire, le cas échéant, par la saisine de la Cour de discipline budgétaire.

La Cour des comptes est autorisée à « se faire communiquer tous documents de service de quelque nature que ce soit, relatifs à la gestion des finances publiques. Elle peut donc entendre tous les directeurs, chefs de service, gestionnaires de fonds publics ». La Cour transmet les résultats de son enquête au ministre à qui il revient de prendre une sanction et de saisir, s'il le juge utile, la Cour de discipline budgétaire et financière (cf. p.e. Arrêt CDBF du 9 décembre 2011 « groupe hospitalier Sud-Réunion »).

La loi du 2 mars 1982 relative à la décentralisation, qui créa les CRC, les rendit compétentes pour juger aussi bien de la gestion du comptable que de celle de l'ordonnateur.

Outre leur éventuelle saisine par le directeur de l'ARS, les CRC exercent un contrôle de régularité sur les comptes et l'application du droit ainsi que sur les décisions du directeur ayant une incidence budgétaire, ce qui revient à leur conférer une large compétence d'appréciation d'opportunité.

b) Les juridictions externes à l'administration. Classiquement, si le directeur a généré une faute de service ou lors de divergences graves et non résolues avec les personnels placés sous son autorité, les tribunaux administratifs sont compétents. En revanche, si cette faute est détachable du service (« révélant l'individu avec ses passions et ses faiblesses ») ou si elle est de nature particulièrement grave, le juge judiciaire sera saisi.

La juridiction judiciaire est compétente tant pour une faute de service que pour une faute personnelle, s'il y a transgression de la loi (méconnaissance des règles de sécurité, délit d'homicide par imprudence).

C) *Les contrôles ministériels*

a) L'Inspection générale des affaires sociales. L'IGAS rassemble autour d'un noyau de hauts fonctionnaires recrutés directement à la sortie de l'École nationale d'administration, des fonctionnaires d'origine et de formation variées[1].

L'IGAS remplit une *fonction de contrôle supérieur* de tous les services et organismes soumis aux autorités ministérielles (Travail, Emploi, Formation professionnelle, Santé, Sécurité sociale, Action sociale, Famille).

L'Inspection générale exerce des missions d'inspection, de contrôle et d'audit, des missions d'enquête et

1. Décret n° 2011-931 du 1er aout 2011 portant statut particulier du corps de l'IGAS.

d'évaluation, des missions de conseil et d'appui. Elle conçoit son rôle comme une mission de travail technique autant que d'analyse des infractions à la législation, aux règles de gestion ou aux principes déontologiques ou scientifiques. Ses rapports débouchent sur des propositions d'action tant pour les institutions soumises à vérification que pour l'administration centrale.

L'Inspection générale établit annuellement un rapport à partir des investigations qu'elle a menées et des conclusions qui en ont été tirées.

b) L'Inspection des finances. La fonction la plus traditionnelle de ce corps consiste dans le contrôle des comptables publics. Lui appartient aussi une mission de surveillance étendue aux fonctionnaires autres que les comptables publics. Son contrôle porte également sur les organismes bénéficiant de prêts, subventions de la part de l'État ou des collectivités locales. Le domaine d'investigation intéresse donc le secteur sanitaire et social (caisses primaires et régionales de Sécurité sociale, établissements publics de santé).

IV. – Représentation et compétence gestionnaire du corps médical

La représentation institutionnelle du corps médical s'est toujours voulue (légitimement) la transposition institutionnelle de l'importance croissante et déterminante prise par les fonctions médicales et de soins à l'hôpital, opacifiant une fonction originelle, purement sociale.

La loi du 21 décembre 1941 et le Règlement d'administration publique (RAP) du 17 avril 1943 créèrent une *Commission médicale consultative* (CMC), mais en ne lui accordant qu'une composition réduite et des attributions limitées. Les médecins furent toutefois les premiers à bénéficier d'une commission participative, bien avant les autres personnels concourant au devenir de l'institution hospitalière.

La réforme de 1958 confirmera l'existence de cette commission et permettra que son président soit élu par les médecins de l'établissement, en leur sein.

Le législateur s'attacha à élargir la participation des médecins dans le sens de leur plus grande implication institutionnelle, les considérant, fort justement, comme ordonnateurs premiers des dépenses hospitalières : telle fut l'orientation donnée par la loi du 31 décembre 1970. En 1987 de « consultative », cette commission devint « d'établissement » (CME), marquant une place accrue en termes de contribution à la prise de décision.

La loi du 31 juillet 1991 et l'ordonnance du 24 avril 1996 amplifièrent cette évolution en mettant le projet médical au cœur du projet d'établissement.

La gouvernance conçue en 2005 conféra au corps médical un rôle de quasi-cogestionnaire *via* la constitution du conseil exécutif (désormais directoire, cf. *supra*) et de pôles d'activité. La loi du 21 juillet 2009 maintient une telle influence : le corps médical est fortement présent au sein du directoire. Néanmoins, la loi se pose en rupture avec les dispositifs antérieurs : la CME perd son caractère de « parlement médical » où l'essentiel des questions relatives à la gestion de l'établissement se débattait avant leur passage devant l'assemblée délibérante. Il convient de mettre en lien cette évolution avec la place aujourd'hui dédiée au *directoire*, de représentation médico-administrative, où s'élabore la politique institutionnelle.

1. **Le président de la Commission médicale d'établissement (CME).** – Il convient de souligner le rôle central constamment conféré par les différentes lois hospitalières au président de la CME représentant des intérêts de l'ensemble du corps médical de l'établissement et interlocuteur privilégié de l'administration.

Antérieurement à la loi du 21 juillet 2009 le président de la CME, membre de droit du conseil d'administration, préparait avec le directeur le projet médical ainsi que les mesures d'organisation des activités médicales et siégeait au conseil exécutif. Il décidait avec le directeur de la nomination des chefs de pôles (ceux-ci devant être inscrits antérieurement à 2009 sur une liste d'habilitation) et cosignait avec le directeur le contrat interne passé avec le chef de pôle. Il était également associé à la préparation du CPOM.

La loi HPST a, comme nous l'avons vu, notablement renforcé les pouvoirs du directeur. Dès lors, un nouvel équilibre a été établi entre le chef d'établissement et le représentant de la communauté médicale. Rappelons que le président de la CME participe avec voix consultative aux séances du conseil de surveillance et qu'il est vice-président du directoire. Dans les CHU, cette vice-présidence le met en charge des affaires médicales, deux autres vice-présidents l'accompagnant : un vice-président doyen de l'UFR médicale et un vice-président chargé de la recherche.

Trois grands champs d'action sont par ailleurs explicitement dévolus au président de la CME : *la politique d'amélioration de la qualité, l'élaboration et le suivi du projet médical, la coordination de la politique médicale de l'établissement*.

Le constat est celui d'une translation marquée de compétences antérieurement collectives (exercées par la commission elle-même) au bénéfice d'un seul : le président de la commission, vice-président du directoire. Ce tournant s'illustre parfaitement dans le champ des questions individuelles touchant au recrutement et carrière des praticiens, mais ce n'est qu'un exemple parmi d'autres de la forte personnalisation voulue par le législateur. Celle-ci prend toute sa légitimité du pouvoir conféré au directoire et au bicéphalisme créé autour du directeur et du président de la commission :

1/ le président de la CME, vice-président du directoire, est chargé, conjointement avec le directeur de l'EPS, de *la politique d'amélioration continue de la qualité et de la sécurité des soins* ainsi que des conditions d'accueil et de prise en charge des usagers, sous réserve des attributions de la CME. Chargé du suivi de cette politique, il peut organiser des évaluations internes à cette fin. Il veille à la mise en œuvre des engagements de l'établissement en matière d'amélioration de la qualité et de la sécurité des soins, qui résultent notamment des inspections des autorités de tutelle et de la procédure de certification.

Dans ce contexte, il présente au directoire le programme d'actions proposé au directeur par la CME ;

2/ il élabore avec le directeur et en conformité avec le CPOM, *le projet médical de l'établissement (PME).* Il en assure le suivi et en dresse un bilan annuel ;

3/ au titre de *la coordination de la politique médicale*, le président de la CME vice-président du directoire :

- contribue à la diffusion et à l'évaluation des bonnes pratiques médicales,
- veille à la coordination de la prise en charge du patient,
- contribue à la promotion de la recherche médicale et de l'innovation thérapeutique,
- coordonne l'élaboration du plan de DPC (développement professionnel continu, terminologie nouvelle avec extension de son champ d'origine de la formation continue des personnels médicaux et non médicaux, intégrant donc la FMC, formation médicale continue),
- présente au directoire ainsi qu'au conseil de surveillance un rapport annuel sur la mise en œuvre de la politique médicale de l'établissement.

D'autre part, sur des questions individuelles en lien avec la vie institutionnelle, le président de la CME :

- émet un avis sur la nomination et la mise en recherche d'affectation des personnels médicaux, pharmaceutiques et odontologiques ;
- propose la nomination des membres du directoire appartenant aux professions médicales ;
- en ce qui concerne les pôles d'activité clinique et médicotechnique, il propose au directeur les candidatures aux fonctions de chef de pôle et valide la concordance des contrats de pôle avec le projet médical en vue de leur signature par le chef d'établissement ;
- donne un avis sur l'admission contractuelle par le directeur et sur proposition du chef de pôle, de médecins, sages-femmes et odontologistes exerçant à titre libéral, autre que les praticiens statutaires de l'établissement.

Ces contrats permettent aux professionnels libéraux de participer à l'exercice des missions de service public et aux activités de soins de l'établissement.

L'étendue de ces missions a nécessité une adaptation de ses conditions d'exercice : le temps consacré à sa présidence est comptabilisé dans ses obligations de service de praticien hospitalier, une indemnité de fonction lui est versée et des moyens matériels, financiers et humains sont mis à sa disposition pour l'exercice de ses missions institutionnelles. Une formation spécifique à ses nouvelles responsabilités peut, s'il le souhaite, accompagner sa prise de fonction.

2. **La CME.** – La CME, lors de sa constitution en 1987, hérita des compétences consultatives antérieurement dévolues à la CMC (Commission médicale consultative) et d'une attribution délibérative en matière de choix médicaux (le plan d'équipement médical). Les orientations prises par la suite renforcèrent son potentiel d'influence : quasiment aucun domaine n'échappait au travail d'examen préalable de la commission.

Dans le cadre de la gouvernance hospitalière renouvelée par les ordonnances de 2003 et 2005, la capacité stratégique et gestionnaire de la CME avait été renforcée. L'ensemble des délibérations du CA lui était soumis pour avis préalable. Elle préparait avec le conseil exécutif le projet médical et donnait un avis sur les projets de pôles. Son rôle dans l'organisation de la formation continue se trouvait étendu au champ de l'évaluation des pratiques professionnelles (EPP) et à celle, plus spécifique, des praticiens. Une dimension gestionnaire forte lui était donnée *via* notamment une information régulière, qui lui était due, sur la situation budgétaire et les effectifs prévisionnels et réels de l'établissement. Son avis était ainsi requis tant sur le fonctionnement des pôles et des services que sur celui de tout service autre que médical, odontologique et pharmaceutique dans la mesure où leur fonctionnement pouvait avoir un retentissement sur la qualité des soins ou la santé des malades.

En matière d'élaboration de la politique d'amélioration continue de la qualité et de la sécurité des soins, la CME devait constituer en son sein des sous-commissions spécialisées appelées à proposer toute mesure utile visant :

– à la mise en œuvre des dispositifs de vigilance et de qualité ainsi qu'à la prise en charge de la douleur ;
– à la définition de la politique du médicament et des dispositifs médicaux stériles.

Cette donne se rompt en 2009, et les missions de la commission se trouvent fortement réorientées vers les politiques de qualité et de sécurité des soins ainsi que des conditions d'accueil et de prise en charge des usagers (décret n° 2010-439 du 30 avril 2010).

Elle conserve les attributions générales suivantes :

1°) La CME est *consultée* sur :

– le projet médical d'établissement ;
– le projet d'établissement ;
– les missions de service public attribuées à l'établissement ;
– le règlement intérieur de l'établissement ;
– les programmes d'investissement concernant les équipements médicaux ;
– la convention constitutive des CHU ;
– les statuts des fondations hospitalières créées par l'établissement ;
– le plan de développement professionnel continu (DPC qui succède à la formation médicale continue) relatif aux professions médicales ;
– les modalités de la politique d'intéressement et le bilan social.

2°) La CME est *informée* sur :

– l'EPRD, le compte financier et l'affectation des résultats ;
– le CPOM de l'établissement ;
– le rapport annuel portant sur l'activité de l'établissement ;
– les contrats de pôles ;

– le bilan annuel des tableaux de service ;
– la politique de recrutement des emplois médicaux ;
– l'organisation de la formation des étudiants et internes ;
– le projet de soins infirmiers, de rééducation et médico-techniques ;
– l'organisation interne de l'établissement (soit sa structuration en pôles d'activités) ;
– la programmation de travaux, l'aménagement de locaux ou l'acquisition d'équipements susceptibles d'avoir un impact sur la qualité et la sécurité des soins.

Elle se voit conférer des attributions spécifiques dans le domaine de la politique d'amélioration continue de la qualité et de la sécurité des soins.

Son champ réel d'initiative recouvre ce qui n'apparaissait antérieurement que comme subsidiaire à son activité.

1) La CME *contribue* à la politique d'amélioration de la qualité en investissant les champs suivants :

– la gestion globale et coordonnée des risques visant à lutter contre les affections associées aux soins et traiter l'iatrogénie et les autres événements indésirables liés aux activités de l'établissement ;
– les dispositifs de vigilance destinés à garantir la sécurité sanitaire ;
– la définition de la politique du médicament et des dispositifs médicaux stériles ;
– la prise en charge de la douleur ;
– le plan de DPC pour les personnels médicaux.

Ici, son champ devient pour partie concurrentiel de celui des CLIN (Comité de lutte contre les infections nosocomiales et associées aux soins). Rappelons-en les fondements : un décret du 6 mai 1988 abrogeant la circulaire du 18 octobre 1973 qui avait constitué des comités de lutte contre l'infection, première tentative de régulation dans les EPS du risque nosocomial. Le CLIN, doté d'une équipe opérationnelle d'hygiène hospitalière (EOH), définit un programme annuel d'actions.

L'action des CLIN s'inscrit dans un contexte national, coordonné par :

– un *comité technique national des infections nosocomiales* (CTIN) ;
– les *centres de coordination de lutte contre les infections nosocomiales* (CCLIN) de vocation interrégionale.

2°) La CME *contribue* à l'élaboration de projets relatifs aux conditions d'accueil et de prise en charge des usagers :

– la réflexion sur l'éthique et la prise en charge médicale ;
– l'évaluation de la prise en charge des urgences et des admissions non programmées ;
– L'évaluation de la mise en œuvre de la politique de soins palliatifs ;
– le fonctionnement de la permanence des soins par secteur d'activité ;
– l'organisation des parcours de soins.

Pour la réalisation de ces missions, la CME :

– propose au directeur le programme d'actions ayant trait à la qualité et à la sécurité des soins ainsi qu'aux conditions d'accueil et de prise en charge des usagers. Ce programme prend en compte le bilan des améliorations mises en œuvre à la suite de l'analyse des événements indésirables. Il comprend les actions nécessaires pour répondre aux recommandations du rapport de certification et mettre en œuvre les objectifs et les engagements fixés dans le CPOM en matière de sécurité des soins et d'amélioration de la qualité. Ce programme est assorti d'indicateurs de suivi. Cette politique doit se développer en lien avec la Commission des relations avec les usagers et de la qualité de la prise en charge (CRUCPEQ) et la Commission des soins infirmiers, de rééducation et médico-technique (CSIRMT) ;
– élabore un rapport annuel d'activité présentant notamment l'évolution des indicateurs de suivi.

Programme d'actions et rapport annuel sont tenus, par le directeur, à la disposition du DGARS.

À noter l'existence de commissions médicales d'établissement locales (CMEL) obligatoirement constituées à Paris, Lyon et Marseille et pouvant l'être dans les CHU au niveau de chacun des établissements qui les composent (décret n° 2010-426 du 29 avril 2010). Elles pérennisent, en les adaptant, les dispositifs anciens de décentralisation de l'action des CME (cf. les comités consultatifs médicaux déjà présents dans la loi du 31 décembre 1970).

3. **Délégation de gestion et contractualisation interne : les pôles d'activité.** – L'ordonnance n° 96-346 du 24 avril 1996 introduisit le principe de « contractualisation interne » reposant sur une délégation de gestion en faveur des responsables des centres de responsabilité (« entité composée de plusieurs structures médicales, unités, services, départements, fédérations ») formalisée alors par un contrat négocié par le responsable du CR avec le directeur.

La gouvernance initiée par l'ordonnance du 2 mai 2005 conféra aux établissements autres que les hôpitaux locaux une liberté d'organisation interne favorisant l'instauration d'un authentique fonctionnement contractuel. On en trouve une première approche, restée il convient de le souligner lettre morte dans les faits, dans la loi du 31 juillet 1991 et *l'amendement Durieux* qui autorisait une organisation médicale interne librement définie et organisée au plan local, selon le libre choix de chaque établissement.

Émergea donc, en 2005, la notion de *pôles d'activité* comprenant des structures internes de prise en charge du malade par les équipes médicales, soignantes ou médicotechniques, homogènes et complémentaires par leurs activités et dégageant une masse critique suffisante. Créée sur la base du projet d'établissement par délibération de l'assemblée délibérante sur proposition de l'ex-conseil exécutif, leur gestion relevait d'un *conseil de pôle* et d'un *responsable* nommé, pour les pôles cliniques et médico-techniques, par décision conjointe du directeur et du président de CME. Il revenait au responsable du pôle de mettre en œuvre, au sein du pôle, la politique générale de l'établissement et les moyens alloués sur la base d'un *contrat de pôle* passé avec le directeur et le président de la CME, définissant les objectifs d'activité, les modalités de leur intéressement aux résultats de leur gestion ainsi que les conséquences en cas d'inexécution de ses termes.

Les services perdirent leur qualification « historique » (une autre terminologie la désignant pouvant être retenue), au bénéfice d'une définition qualitativement différente : « équipes médicales ou pharmaceutiques dont les missions, outre la prise en charge médicale, sont la mise au point des protocoles médicaux, l'évaluation des pratiques professionnelles et des soins et, le cas échéant, l'enseignement et la recherche ». Les services intégraient la structuration en pôles.

La loi HPST reprend ce principe d'organisation et de gestion, réaffirmant que, pour l'accomplissement de leurs missions, les établissements publics de santé définissent librement leur organisation interne.

Le directeur définit l'organisation de l'établissement en pôles d'activité conformément au projet médical d'établissement, après avis du président de la CME et, dans les CHU, du directeur de l'unité de formation et de recherche (UFR) médicale. Un principe dérogatoire cependant afin de tenir compte de la nécessité d'une masse critique en deçà de laquelle une gestion interne contractualisée n'aurait guère de sens : le DG de l'ARS peut autoriser un établissement à ne pas créer de pôles d'activité quand l'effectif médical de l'établissement le justifie.

Les *chefs de pôle* sont nommés par le directeur, sur présentation d'une liste élaborée par le président de la CME pour les pôles d'activité clinique ou médico-technique (qui induit que lui-même ne puisse exercer des fonctions de chef de pôle). Il ne s'agit donc plus comme c'était le cas antérieurement d'une décision conjointe au sens strict. En cas de désaccord, le directeur peut demander une nouvelle liste ; en cas de nouveau désaccord, il nomme les chefs de pôle de son choix. La durée du mandat peut être renouvelée dans les mêmes conditions. On notera que l'on est passé à une terminologie (chef de pôle et non plus responsable) plus impliquante, plus déterminée à faire que le pôle constitue l'entité fonctionnelle de base nécessitant un pilotage affirmé.

Dans les CHU, les chefs de pôle sont nommés par le directeur, sur une liste élaborée conjointement par le président de la CME et le directeur de l'UFR médicale ou le président du comité de coordination de l'enseignement médical. Afin de respecter leur particularité, dans les CHU, les pôles d'activité cliniques sont dénommés « pôles hospitalo-universitaires ». (Cf. Les travaux de la *commission Marescaux* sur l'avenir des CHU et son *Rapport au président de la République*, mai 2009.)

Lors de la phase initiale de mise en place des pôles d'activité, en 2005, avait été prévue la constitution d'une *liste d'habilitation nationale* validante pour l'exercice de ces fonctions. La loi HPST a écarté cette orientation ouvrant largement les possibilités d'accès aux fonctions de chef de pôle permettant de sélectionner sur des aptitudes présumées au management. Peuvent exercer les fonctions de chef de pôle d'activité clinique ou médico-technique : les praticiens hospitalo-universitaires, les praticiens hospitaliers, les praticiens contractuels.

Le directeur signe avec le chef de pôle un *contrat de pôle* précisant les objectifs et les moyens du pôle, après avis, pour les pôles d'activité clinique et médico-technique, du président de la CME pour vérifier la cohérence du contrat avec le projet médical, ainsi que, dans les CHU, du directeur de l'unité de formation et de recherche médicale.

Le chef de pôle, praticien et gestionnaire, met en œuvre la politique de l'établissement afin d'atteindre les objectifs fixés au pôle. Il organise, *via* un *projet de pôle*, avec les équipes médicales, soignantes, administratives et d'encadrement du pôle, sur lesquelles il a autorité fonctionnelle, le fonctionnement du pôle et l'affectation des ressources humaines. Pour ce faire, il doit tenir compte des nécessités de l'activité et des objectifs prévisionnels du pôle, dans le respect de la déontologie médicale ainsi que des missions et des responsabilités des services constituant le pôle, telles que prévues par le projet de pôle. Dans l'exercice de ses fonctions, il peut être assisté par un ou plusieurs collaborateurs (cadre de direction, cadre de santé, personnel d'encadrement administratif) dont il propose la nomination au directeur de l'établissement. Si le pôle comporte une unité obstétricale, l'un de ses collaborateurs est une sage-femme.

Le chef de pôle organise donc le fonctionnement global du pôle et non plus seulement son fonctionnement technique. Ses compétences sont de ce seul fait largement étendues. Il constitue une autorité déconcentrée au sein de l'établissement, bénéficiant d'une délégation de signature ce qui est la marque même de ce caractère déconcentré.

Curieusement, en tout cas de manière abrupte, la loi HPST n'oblige plus à la constitution de *conseils de pôle* : il faut sans doute voir là, la transposition de la forte personnalisation voulue et centrée sur le chef de pôle. Celui-ci représente la direction sur le « territoire » de son pôle constituant une forme d'autorité interne déconcentrée aux pouvoirs et responsabilités étendus.

Rappelons que cette refonte de l'organisation interne avait conduit dès 2005 à la disparition des conseils de service dont les conseils de pôle, fondés sur un identique principe électif reprenaient les attributions avec une extension notable à « l'organisation de la permanence des soins et l'établissement des tableaux de service ». Créés dans le cadre de la loi du 31 juillet 1991, les conseils de service allaient dans le sens d'une plus grande participation des personnels tant médicaux que non médicaux au fonctionnement de leur cadre de travail.

On notera que ces conseils de service, disparus aujourd'hui, n'avaient obtenu qu'un succès de gestion inégal, nombre d'établissements s'étant abstenus de les mettre en place.

Cet aspect de la loi HPST est extrêmement important au plan de la gestion des institutions sanitaires. Il s'agit à la fois d'organiser des structures de prise en charge des patients avec les critères de sécurité et de qualité afférents et de donner à ces unités médicales un plein statut d'unité de gestion des ressources. La tarification à l'activité (cf. *infra*, chap. IV) met en lien étroit dévolution de ressources et activité réalisée : les pôles d'activité deviennent ainsi des unités incontournables de gestion et le niveau d'organisation de droit commun des EPS. L'influence institutionnelle des chefs de pôles est à l'aune de ce poids, et des enjeux de pérennité même pour les structures, qui s'y attachent.

V. – Représentation des personnels non médicaux

Il fallut attendre 1955[1] pour que soient créées, dans les hôpitaux publics, des commissions paritaires locales (CAPL), et 1958[2] pour que soit recommandée la création d'un comité technique paritaire (CTP), dont le caractère obligatoire ne date que de la loi du 31 décembre 1970.

Rompant avec le paritarisme, la loi du 31 juillet 1991 a substitué au CTP un comité technique d'établissement (CTE) composé uniquement de représentants du personnel. La philosophie d'implication des partenaires sociaux dans la gestion des EPS a donc subi une mutation considérable qu'il convient de mettre en parallèle avec la dimension contractuelle conférée à la gestion hospitalière.

1. **Le Comité technique d'établissement (CTE).** – Par parallélisme avec l'évolution conférée aux attributions de la CME, les compétences du CTE, dans l'aspect gouvernance du plan « Hôpital 2007 », se sont trouvées renforcées. Sa consultation fut ainsi requise sur l'ensemble des projets de délibération soumis à l'assemblée délibérante, et il devait être tenu informé de la situation budgétaire et des effectifs de l'établissement. Globalement, les pouvoirs du CTE sont ainsi apparus plus homogènes,

1. Décret du 20 mai 1955, voir le « Que sais-je ? » nº 3511, *La Fonction publique hospitalière*. Décret nº 2011-584 du 26 mai 2011.
2. Circulaire du 11 décembre 1958.

concentrés sur une fonction stratégique et sur la vie sociale des institutions.

La loi HPST prévoit que le CTE soit obligatoirement consulté sur :

– les projets de délibération soumis à l'assemblée délibérante et sur le plan de redressement présenté par le président du directoire à l'ARS ainsi que sur l'organisation interne (donc la structuration en pôles d'activités) ;
– les conditions et l'organisation du travail dans l'établissement, notamment les programmes de modernisation des méthodes et techniques de travail et leurs incidences sur la situation du personnel ;
– la politique générale de formation du personnel et notamment le plan de formation ainsi que le plan de développement professionnel continu ;
– les critères de répartition de certaines primes et indemnités ;
– la politique sociale, les modalités de la politique d'intéressement définie par le président du directoire, ainsi que le bilan social ;
– la politique d'amélioration continue de la qualité, de la sécurité des soins et de la gestion des risques, ainsi que les conditions d'accueil et de prise en charge des usagers ;
– le règlement intérieur de l'établissement.

Le CTE est également informé de la situation budgétaire, des effectifs prévisionnels et réels de l'établissement, du CPOM ainsi que de l'EPRD.

Que dire des liens entre CME et CTE ?

Depuis 1991, un représentant du CTE et un représentant de la CME assistent, avec voix consultative, à chacune des réunions respectives de ces deux instances. La rénovation des instances, conçue en 2005, disposa que CME et CTE puissent délibérer conjointement sur les questions relevant de leurs compétences consultatives communes, chacune de ces instances émettant à l'issue de ces délibérations des avis distincts. Allant plus loin encore, ce même texte envisagea la constitution à titre expérimental, et pour une durée de quatre ans, d'un *comité d'établissement*, composé à parité de représentants désignés par la CME et le CTE. Ce comité, constitué par l'assemblée délibérante après avis conforme des deux instances, se substituerait à celles-ci pour leurs compétences consultatives communes sur les projets de délibération relevant du champ de l'assemblée délibérante. La loi HPST n'évoque plus cette hypothèse dont le caractère expérimental est resté très discret. Gardons-la cependant en mémoire.

2. **Le Comité d'hygiène, de sécurité et des conditions de travail (CHSCT).** – C'est l'arrêté du 29 juin 1960 qui institua dans les hôpitaux publics un comité d'hygiène et de sécurité (CHS). Dans le contexte de la loi n° 82-1097 du 23 décembre 1982 relative aux CHSCT, un décret du 16 août 1985 créa ces structures de concertation au sein des établissements publics hospitaliers.

Les CHSCT ont pour mission la protection de la santé et de la sécurité des agents de l'établissement.

Le CHSCT :

- contribue à l'amélioration des conditions de travail ;
- procède à l'analyse des risques professionnels et des conditions de travail et favorise donc la promotion de la prévention des risques professionnels.

Le Comité donne un avis sur :

- les documents se rattachant à sa mission et notamment sur le règlement intérieur de l'établissement ;
- le rapport annuel présenté par le directeur exposant le bilan de la situation générale de l'hygiène, de la sécurité, des conditions de travail et énumérant les actions menées au cours de l'année écoulée pour améliorer lesdites conditions ;
- le programme annuel de prévention des risques professionnels et d'amélioration des conditions de travail.

Le CHSCT dispose d'un *droit d'alerte* qui peut être exercé en cas de danger grave et imminent.

Le CHSCT a la capacité d'effectuer des enquêtes en « matière d'accidents du travail ou de maladie professionnelle ou à caractère professionnel » ainsi que des missions d'inspection dans l'établissement.

Le juge administratif a, en 2011, imposé sa saisine préalable à toute modification des rythmes de travail et a confirmé que l'instance, en soi, dispose de la capacité juridique.

3. **Les commissions administratives paritaires (CAP).** Elles existent sur les plans local, départemental et national. Sur le plan national, elles ne concernent que le corps de direction des hôpitaux.

Les CAP sont compétentes pour tout ce qui a trait à la carrière individuelle des agents.

L'avis des CAP est obligatoirement recueilli soit en formation plénière, soit en formation restreinte. Les formations restreintes fonctionnent par filières professionnelles avec les seuls membres du groupe des agents concernés.

4. **La Commission des soins infirmiers, de rééducation et médico-techniques (CSIRMT).** – Substituée, en 2005, à la Commission du service de soins infirmiers (elle-même créée par la loi du 31 juillet 1991), la CSIRMT est consultée sur :

– l'organisation générale des soins infirmiers, de rééducation et médico-techniques et l'accompagnement des malades dans le cadre d'un projet de soins infirmiers, de rééducation et médico-techniques ;
– la recherche dans le domaine des soins infirmiers, de rééducation et médico-techniques et l'évaluation de ces soins ;
– l'élaboration d'une politique de formation ;
– l'évaluation des pratiques professionnelles ;
– la politique d'amélioration continue de la qualité et de la sécurité des soins ;
– le projet d'établissement et l'organisation interne de l'établissement.

Chapitre IV

AGENCES RÉGIONALES DE SANTÉ ET TARIFICATION À L'ACTIVITÉ (T2A)

Les établissements publics de santé bénéficient, *de jure*, de l'autonomie patrimoniale, financière et juridique. Le législateur de 1991, s'il s'était refusé à lui conférer le statut d'établissement public industriel et commercial (EPIC), s'était néanmoins prononcé en faveur d'une plus grande souplesse de fonctionnement et amodia alors les règles du contrôle tutélaire exercé par les services déconcentrés de l'État.

La loi du 31 juillet 1991 institua ainsi un *contrôle a posteriori* et donc de légalité sur l'essentiel des délibérations du CA. L'ordonnance n° 96-346 du 24 avril 1996 poursuivit dans cette voie et restructura l'administration de la santé sur le plan régional.

Les agences régionales de l'hospitalisation furent, à ce moment, substituées au pouvoir sanitaire exercé jusqu'alors par l'administration préfectorale. Le directeur de cette agence, véritable préfet sanitaire, cristallisa ce transfert de compétences. Dans ce contexte, les services déconcentrés de l'État (DDASS-DRASS), exclusivement placés jusqu'alors auprès des préfets de département ou de région, se virent attribuer une mission d'assistance technique à l'agence tout comme les organismes d'assurance-maladie.

L'ordonnance n° 2004-810 du 13 août 2004 relative à l'assurance-maladie créa entre chaque ARH et chaque URCAM (Unions régionales des caisses d'assurance-maladie créées en 1996) une *Mission régionale de santé*. Celle-ci exerça des compétences conjointes aux ARH/URCAM : répartition territoriale des professionnels de santé libéraux en tenant compte des SROS, permanence des soins, programme annuel des actions de prévention, développement des réseaux de santé, programme annuel de gestion du risque dans les domaines communs aux soins hospitaliers et ambulatoires.

S'appuyant sur l'expérience de ces missions régionales, quelques régions expérimentèrent pendant quatre ans (2005-2009) la création d'agences régionales de santé (ARS), dans lesquelles il faut voir l'un des aboutissements de la régionalisation des politiques sanitaires initiée dans les années 1990.

La loi du 21 juillet 2009 en est l'expression directe. Elle opère une refonte complète de l'organisation territoriale de l'État et acte de la création des agences régionales de santé. Les ARS succèdent le 1er juillet 2010 au dispositif régional antérieur, après une période de mise en place progressive, dite de « préfiguration » dont le démarrage peut être référencé au 30 septembre 2009, date de nomination en conseil des ministres de 26 directeurs-préfigurateurs chargés de mettre en place, dans les régions, ces Agences nouvellement créées.

Les ARS, opérationnelles depuis le 1er avril 2010, peuvent se voir confier, par voie réglementaire, des compétences interrégionales. La création d'*agences interrégionales de santé* est également possible.

Chaque ARS met en place des *délégations territoriales départementales*.

I. – Conférences de santé et conseil de l'hospitalisation

1. **L'ordonnance nº 96-345 du 24 avril 1996 a créé les conférences nationale et régionale de santé.** – La *conférence nationale de santé* (décret nº 2011-503 du 9 mai 2011) doit être réunie annuellement par le ministre de la Santé avec, pour objet, d'analyser les données relatives à la situation sanitaire de la population et donc l'évolution des besoins de santé et des orientations prioritaires à donner à la politique de santé publique.

La *conférence régionale de santé et de l'autonomie* (CRSA) constitue, au plan des régions, l'instance consultative de démocratie sanitaire : à ce titre elle participe, par ses avis, rendus publics, à la politique régionale de santé. Elle est composée d'une commission plénière comprenant plusieurs collèges représentant : les collectivités territoriales, les usagers et associations œuvrant dans les domaines de compétence de l'ARS, les conférences de territoire, les organisations représentatives des salariés, des employeurs et des professions indépendantes, les professionnels du système de santé, les organismes des établissements et services de santé et médico-sociaux, les organismes de protection sociale.

Quelle est leur vocation ?

La conférence :

- peut faire toute proposition au directeur général de l'ARS sur l'élaboration, la mise en œuvre et l'évaluation de la politique de santé dans la région ;
- émet un avis sur le plan stratégique régional de santé ;
- organise en son sein l'expression des représentants des usagers du système de santé ;
- procède à l'évaluation des conditions dans lesquelles sont appliqués et respectés les droits des personnes malades et des usagers du système de santé ;
- organise le débat public sur les questions de santé de son choix.

2. **Le Conseil de l'hospitalisation.** – Cette instance nationale, chargée de remettre au ministre de la Santé des recommandations sur le financement des établissements de santé (publics et privés), a été créée par la loi n° 2004-810 du 13 août 2004 relative à l'assurance-maladie. Ce conseil est présidé par le directeur de la DGOS et vice-présidé par le directeur de la Sécurité sociale. Y siègent en outre deux représentants de la DGOS, un représentant de la direction de la Sécurité sociale, le directeur général de la Santé, le directeur de la CNAMTS, un représentant des organismes nationaux d'assurance-maladie et une personne qualifiée

nommée par les ministres en charge de la Santé et de la Sécurité sociale.

Cette instance, appelée à se réunir au moins six fois par an, reçoit des missions très larges.

Chaque année, le conseil remet au ministre un rapport d'analyse et d'orientation de la politique de financement des établissements de santé tenant compte de l'activité, des charges et du coût de l'innovation médicale. Sont prises, sur recommandation du conseil, les décisions fixant le montant des objectifs de dépenses hospitalières, le financement des missions d'intérêt général et des aides à la contractualisation (enveloppe MIGAC ; cf. *infra*, la T2A) ainsi que la liste des médicaments et dispositifs pris en charge en sus de la tarification à l'activité. Le champ de réflexion du conseil excède l'aspect purement financier : il se prononce sur les orientations de la politique salariale et statutaire dans les établissements ainsi que sur l'évolution des normes de sécurité sanitaire.

II. – Les agences régionales de santé (ARS)

En 1996, l'ordonnance n° 96-346 avait institué dans chaque région une agence régionale de l'hospitalisation (ARH), personne morale de droit public dotée de l'autonomie administrative et financière, constituée sous la forme d'un groupement d'intérêt public (GIP) entre l'État et les organismes d'assurance-maladie dont au moins la Caisse régionale d'assurance-maladie (CRAM) ainsi que l'Union régionale de caisses d'assurance-maladie (URCAM). Certaines agences pouvaient se voir conférer une compétence interrégionale.

Elles se trouvaient administrées par une *commission exécutive* et dirigées par un *directeur* (DARH).

Les ARH avaient pour mission de définir et de mettre en œuvre la politique régionale d'offre de soins hospitaliers, d'analyser et de coordonner l'activité des établissements de santé publics et privés et de déterminer leurs ressources.

La loi HPST leur substitue les ARS auxquelles elle confère un champ de compétences et donc d'intervention nettement plus étendu. Rappelons que la loi du 21 juillet 2009, loin d'être un texte de portée uniquement réformatrice pour les EPS, est avant tout une loi de santé publique : les ARS sont l'expression de cette volonté d'où des missions élargies et un niveau d'exigence dans l'atteinte des résultats sans commune mesure avec ce que recouvraient les ARH.

1. **Missions des ARS.** – Les 26 ARS ont pour mission de définir et de mettre en œuvre, à l'échelon régional et infrarégional, un ensemble coordonné de programmes et d'actions concourant à la réalisation :

– des objectifs de la politique nationale de santé ;
– des principes de l'action sociale et médico-sociale ;
– des principes fondamentaux portés par le Code de la sécurité sociale dont on rappellera la teneur : « La Nation affirme son attachement au caractère universel, obligatoire et solidaire de l'assurance-maladie. Indépendamment de son âge et de son état de santé, chaque assuré social bénéficie, contre le risque et les conséquences de la maladie, d'une protection qu'il finance selon ses ressources. L'État, qui définit les objectifs de la santé publique, garantit l'accès effectif des assurés sociaux aux soins sur l'ensemble du territoire. En partenariat avec les professionnels de santé, les régimes d'assurance-maladie veillent à la continuité, à la coordination et à la qualité des soins offerts aux assurés, ainsi qu'à la répartition territoriale homogène de cette offre. Ils concourent à la réalisation des objectifs de la politique de santé publique définis par l'État. »

Les agences contribuent au respect de l'objectif national de dépenses d'assurance-maladie (ONDAM, 171 milliards d'euros en 2012).

Elles sont chargées en tenant compte des spécificités régionales :

1/ de mettre en œuvre au niveau régional la politique de santé publique en liaison avec les autorités compétentes dans les domaines de la santé au travail, de la santé scolaire et universitaire et de la protection maternelle et infantile ;

2/ de réguler, d'orienter et d'organiser, notamment avec les professionnels de santé, l'offre de services de santé, de manière à répondre aux besoins en matière de soins et de services médico-sociaux, et à garantir l'efficacité du système de santé.

Ces deux grands axes qui fondent l'action des agences sont déclinés en missions spécifiques.

Au titre du 1°/ :

– elles organisent, en s'appuyant en tant que de besoin sur les Observatoires régionaux de la santé (ORS), la veille sanitaire, l'observation de la santé dans la région, le recueil et le traitement des signalements d'événements sanitaires ;
– elles contribuent, dans le respect des attributions du représentant de l'État territorialement compétent, à l'organisation de la réponse aux urgences sanitaires et à la gestion des signalements d'événements sanitaires ;
– elles établissent un programme annuel d'hygiène en fonction des orientations retenues et des priorités définies par le représentant de l'État territorialement compétent. Elles réalisent ou font réaliser les prélèvements, analyses et vérifications prévus dans ce programme et procèdent aux inspections nécessaires ;
– elles définissent et financent des actions visant à promouvoir la santé, à éduquer la population et à prévenir les maladies, les handicaps et la perte d'autonomie, et elles veillent à leur évaluation.

Au titre du 2°/ :

– elles contribuent à évaluer et à promouvoir la qualité des formations des professionnels de santé ;
– elles autorisent la création et les activités des établissements et services de santé ainsi que des établissements et services médico-sociaux ; elles contrôlent leur fonctionnement et leur allouent les ressources qui relèvent de leur compétence. Ainsi, les ARS accompagnent les ES dans leur retour à l'équilibre financier *via* des *contrats de performance* passés avec les ES et l'appui de l'ANAP

(Agence nationale d'appui à la performance des ES et établissements médico-sociaux, elle-même instaurée par la loi HPST, art. 18) ;
- elles veillent à ce que la répartition territoriale de l'offre de soins permette de satisfaire les besoins de santé de la population. À ce titre, elles mettent en œuvre les mesures et en évaluent l'efficacité ;
- elles contribuent à mettre en œuvre un service unique d'aide à l'installation des professionnels de santé ;
- elles veillent à la qualité et à la sécurité des actes médicaux, de la dispensation et de l'utilisation des produits de santé ainsi que des prises en charge et accompagnements médico-sociaux et elles procèdent à des contrôles à cette fin ; elles contribuent, avec les services de l'État compétents et les collectivités territoriales concernées, à la lutte contre la maltraitance et au développement de la « bien-traitance » dans les établissements et services de santé et médico-sociaux ;
- elles veillent à assurer l'accès aux soins de santé et aux services psychosociaux des personnes en situation de précarité ou d'exclusion ;
- elles définissent et mettent en œuvre, avec les organismes d'assurance-maladie et avec la Caisse nationale de solidarité pour l'autonomie (CNSA), les actions régionales prolongeant et complétant les programmes nationaux de gestion du risque et des actions complémentaires. Ces actions portent sur le contrôle et l'amélioration des modalités de recours aux soins et des pratiques des professionnels de santé en médecine ambulatoire et dans les établissements et services de santé et médico-sociaux ;
- en relation avec les directions régionales des affaires culturelles (DRAC) mais aussi avec les collectivités territoriales qui le souhaitent, elles encouragent et favorisent, au sein des établissements, l'élaboration et la mise en œuvre d'un volet culturel.

L'ensemble de ses missions est piloté par le DGARS dans son rôle de coordination générale de l'offre de soins (cf. p. 103).

2. **Le contrat, outil premier d'organisation.** – Outre les CPOM déjà évoqués, la loi prévoit la possibilité de contrats de nature diverse, permettant d'améliorer la qualité et l'organisation des soins.

A) *Les CPOM.* – Ce n'est pas une nouveauté législative : leur conclusion avait été rendue obligatoire entre les agences régionales de l'hospitalisation et les ES (publics et privés), les GCS, les autres titulaires d'une autorisation d'activités de soins ou d'équipements matériels lourds. Le Code de l'action sociale et des familles prévoyait par ailleurs la possibilité de conclure un CPOM dans le champ médico-social.

La loi HPST pose le principe de leur extension à l'ensemble des offreurs de services de santé, qu'ils relèvent du secteur hospitalier, médico-social, de la médecine de ville, voire de dispositifs transversaux (ainsi les réseaux de santé).

B) *Les contrats d'amélioration de la qualité et de la coordination des soins.* – Nous sommes là au cœur de la logique de transversalité de l'organisation sanitaire. Les ARS sont autorisées à proposer aux professionnels de santé conventionnés, aux centres de santé, aux pôles de santé, aux services médico-sociaux, aux réseaux de santé, d'adhérer à des contrats ayant pour objet d'améliorer la qualité et la coordination des soins. Leur financement est prévu *via* le FIQCS.

C) *Les contrats santé solidarité.* – Il s'agit d'un mécanisme de régulation contractuel (ARS/médecins libéraux) permettant de juguler l'inégale répartition de l'offre en médecine libérale sur un territoire donné ainsi que la coexistence de zones surdotées et sous-dotées en soins de ville. L'analyse préalable de telles situations territoriales entre dans le cadre du SROS et relève de constats d'insuffisance faits en matière de soins de premiers recours.

D) *Les contrats d'engagement de service public.* – Dans une perspective de meilleure répartition de l'offre de soins de ville sur le territoire, la loi HPST aborde le problème sous une focale prenant sa source dans la période de formation des futurs médecins. Il s'agit d'un dispositif incitatif (il est facultatif) et conventionnel visant à l'installation des médecins, à l'issue de leurs études, dans des zones où l'offre de soins est insuffisante (en priorité zones de revitalisation rurale et zones urbaines sensibles par référence à la loi du 4 février 1995 d'orientation pour l'aménagement et le développement du territoire). Ce contrat est piloté par le Centre national de gestion des praticiens hospitaliers et des personnels de direction (CNG, cf. *supra*) en lien avec les DGARS.

E) *Les contrats locaux de santé.* – Il s'agit de contrats passés par les ARS et les collectivités territoriales de leur ressort et portant sur la promotion de la santé, la prévention, les politiques de soins et l'accompagnement médico-social. Ces contrats entrent dans le cadre du PRS et des programmes territoriaux de santé.

F) *Protocoles et programmes spécifiques.* – D'essence nationale, ils sont amenés à servir la stratégie régionale de l'offre de soins. On citera ainsi :

a) les *protocoles de coopération* que les ARS peuvent autoriser, après avis de la HAS, entre professionnels de santé s'ils répondent à un besoin de santé constaté au niveau régional ;

b) les *programmes d'éducation thérapeutique* : conçus selon un cahier des charges national, ils sont mis en œuvre au niveau local, après autorisation des ARS.

3. **La coordination nationale des ARS.** – Un *Conseil national de pilotage* (CNP) des ARS réunit des représentants de l'État et de ses établissements publics, dont la CNSA, ainsi que des représentants des organismes nationaux d'assurance-maladie membres de l'Union nationale des caisses d'assurance-maladie (UNCAM). Les ministres chargés de la Santé, de l'Assurance-maladie, des Personnes âgées et des

Personnes handicapées le président. Les ministres chargés du Budget et de la Sécurité sociale en sont membres.

Le Conseil national de pilotage donne aux ARS les directives pour la mise en œuvre de la politique nationale de santé sur le territoire. Il veille à la cohérence des politiques qu'elles ont à mettre en œuvre en termes de santé publique, d'organisation de l'offre de soins, de prise en charge médico-sociale, de gestion du risque et il valide leurs objectifs ainsi que toutes les instructions qui leur sont données. Il conduit l'animation du réseau des agences et veille à ce que la répartition entre les agences des financements qui leur sont attribués prenne en compte l'objectif de réduction des inégalités de santé.

Il procède annuellement à l'évaluation de l'action des agences et de leurs directeurs.

Un CPOM lie l'échelon ministériel (santé, assurance-maladie, personnes âgées et personnes handicapées) à chaque agence. Ce contrat (validé par le CNP le 14 janvier 2011, signatures ministérielles du 8 février) est conclu pour quatre ans, révisable chaque année. Trois priorités nationales communes à toutes les ARS ont été retenues : améliorer l'espérance de vie en bonne santé, promouvoir l'égalité devant la santé, développer un système de santé de qualité accessible et efficient.

4. **Les ARS : organisation et fonctionnement.** – Les ARS sont des *établissements publics de l'État à caractère administratif*, placés sous la tutelle des ministres en charge de la Santé, de l'Assurance-maladie, des Personnes âgées et des Personnes handicapées.

Elles sont dotées d'un *conseil de surveillance* et d'un *directeur général.*

Auprès de chaque ARS sont constituées :

- une CRSA (cf. p. 94) chargée de participer par ses avis à la définition des objectifs et des actions de l'Agence dans ses domaines de compétence ;
- deux *commissions de coordination des politiques publiques de santé*, associant les services de l'État, les collectivités

territoriales et leurs groupements et les organismes de Sécurité sociale. Ces commissions sont compétentes pour assurer la cohérence et la complémentarité des actions déterminées et conduites par leurs membres :

- dans les domaines de la prévention, de la santé scolaire, de la santé au travail et de la PMI ;
- dans le domaine des prises en charge et des accompagnements médico-sociaux.

Avec les conférences de territoire (cf. *supra* p. 23) ces instances constituent les lieux de débat et de concertation, expression de la démocratie sanitaire.

A) *Le directeur général de l'ARS.* – Il exerce au nom de l'État les compétences dévolues à l'Agence qui ne sont pas attribuées à une autre autorité. Il doit rendre compte de son action :

– au moins deux fois par an au *conseil de surveillance* de l'ARS, dont une fois après la clôture de chaque exercice, de la mise en œuvre de la politique régionale de santé et de la gestion de l'agence ;
– au moins une fois par an à la *CRSA* de la mise en œuvre de la politique régionale de santé, qu'il informe des suites qui ont été données à ses avis.

Ses communications sont de nature publique.

La loi définit ses missions :

– il prépare et exécute, en tant qu'ordonnateur, le budget de l'Agence et arrête le compte financier ;
– il arrête le projet régional de santé ;
– il conclut avec les collectivités territoriales les conventions liant l'État dans les domaines de protection de l'enfance, des politiques de vaccination, de lutte contre le cancer et la tuberculose et procède à l'habilitation des organismes et collectivités subventionnés par l'Agence à ce titre ;
– il délivre les autorisations de création et de regroupement d'officines ;

– il peut recruter des agents contractuels de droit public et de droit privé (dans ce dernier cas sont visés les personnels des organismes de Sécurité sociale) ;
– il désigne la personne chargée d'assurer l'intérim des fonctions de directeur et de secrétaire général dans les EPS ;
– il peut ester en justice, représente l'agence en justice et dans tous les actes de la vie civile ;
– il peut déléguer sa signature ;
– il transmet, chaque année, au conseil de surveillance un état financier retraçant, pour l'exercice, l'ensemble des charges de l'État, des régimes d'assurance-maladie et de la Caisse nationale de solidarité pour l'autonomie (CNSA) relatives à la politique de santé et aux services de soins et médico-sociaux dans le ressort de l'ARS concernée ;
– il lui transmet également un rapport sur la situation financière des EPS placés sous administration provisoire.

La coordination de l'évolution du système de santé par l'ARS constitue une des missions majeures confiées au DGARS. Il lui appartient de coordonner l'évolution du système de santé en vue de :

– l'adapter aux besoins de la population et assurer l'accessibilité aux tarifs opposables ;
– garantir la qualité et la sécurité des soins ;
– améliorer l'organisation et l'efficacité de l'offre de soins et maîtriser son coût notamment lorsque L. 6143-3 n'a pas permis d'améliorer la situation financière d'un établissement. Rappelons ici la circulaire interministérielle du 8 juillet 2011 déjà citée, renforçant les liens entre les services de la Direction générale des Finances publiques et les ARS qui rendent le DGARS destinataire des décisions de gestion, constatées par les comptables publics, qui conduisent un EPS à entrer dans le périmètre du *réseau d'alerte* (dispositif de détection des EPS en difficultés financières)[1] ;

1. Note conjointe DGOS/DGFIP du 10 février 2010.

– améliorer les synergies interrégionales en matière de recherche.

Pour l'aboutissement de cette mission, le DGARS peut demander à des EPS :

– de conclure une convention de coopération ;
– de conclure une convention de CHT, de créer un GCS ou un GIP ;
– de prendre une délibération tendant à la création d'un nouvel EPS par fusion des établissements concernés.

Dans ces trois hypothèses, le DGARS transmet sa demande au conseil de surveillance (CS), au directoire et à la CME des établissements concernés, en apportant toutes précisions sur les conséquences économiques et sociales induites et sur le fonctionnement de la nouvelle organisation des soins.

Si sa demande n'est pas suivie d'effet, et après concertation avec le CS, le DGARS peut prendre des mesures récursoires, notamment une diminution des dotations de financement.

Lors d'une opération de restructuration, le DGARS peut demander à un établissement concerné la suppression d'emplois et la révision de son CPOM. Sont réduits en conséquence ses financements obtenus au titre des missions d'intérêt général et d'aide à la contractualisation (MIGAC) ou les crédits de sa dotation annuelle de financement (DAF).

Lorsque l'établissement concerné est un EPS, il peut demander le placement en position de recherche d'affectation des praticiens hospitaliers titulaires concernés par la restructuration auprès du Centre national de gestion (CNG) et réduire en conséquence l'état prévisionnel de recettes et de dépenses (EPRD, cf. p. 121).

En cas de transfert ou de regroupement d'activités impliquant plusieurs établissements dont les personnels relèvent de la fonction publique hospitalière, les personnels non médicaux concernés (rappelons que les praticiens hospitaliers relèvent de statuts particuliers, hors FPH) sont de plein droit mis à disposition, par voie conventionnelle, du ou des établissements assurant la poursuite de ces activités.

B) *Le conseil de surveillance.* – Il est composé :

- de représentants de l'État ;
- de membres des conseils et conseils d'administration des organismes locaux d'assurance-maladie de son ressort dont la Caisse nationale désigne les membres du conseil de l'Union nationale des caisses d'assurance-maladie. Pour les organismes relevant du régime général, ces membres sont désignés par des organisations syndicales de salariés et des organisations professionnelles d'employeurs reconnues représentatives au plan national et interprofessionnel ;
- de représentants des collectivités territoriales ;
- de représentants des patients, des personnes âgées et des personnes handicapées, ainsi qu'au moins d'une personnalité choisie à raison de sa qualification dans les domaines de compétence de l'Agence.

Notons la large ouverture faite en termes de représentation : précédemment la commission exécutive des ARH ne se composait que de représentants de l'État et des organismes d'assurance-maladie.

Un régime d'incapacités et incompatibilités est instauré.

Siègent avec voix consultative le DGARS et des représentants de l'Agence. Le conseil est présidé par le préfet de région.

Quelles sont ses missions ? Le conseil de surveillance :

- approuve le budget de l'Agence sur proposition du DGARS ; il peut le rejeter par une majorité qualifiée ;
- émet un avis sur le PRS, le CPOM de l'agence et une fois par an au moins sur les résultats de l'action de l'Agence ;
- approuve le compte financier.

Son rôle, en rétraction si on le compare à celui antérieurement dévolu à la commission exécutive des ARH, est donc essentiellement tourné, au plan décisionnel, vers la gestion interne de l'Agence au sens des moyens qui lui sont attribués et de leur utilisation. En termes de planification de la politique régionale de santé son rôle est purement consultatif.

C) *Moyens financiers et humains des ARS.* – Les ressources des agences (un milliard d'euros en 2010) sont constituées par :

- une subvention de l'État ;
- des contributions des régimes d'assurance-maladie (déterminées par la loi de financement de la Sécurité sociale) ;
- des contributions de la CNSA pour des actions concernant les établissements et services médico-sociaux (également déterminées par la LFSS) ;
- des ressources propres, dons et legs ;
- sur une base volontaire, des versements de collectivités territoriales ou d'autres établissements publics.

Chaque ARS est dotée d'un comptable public.

L'État peut passer pour le compte des ARS des marchés ou des accords-cadres dont les marchés sont passés ou par l'État ou par les ARS elles-mêmes.

Le personnel des ARS (9 000 agents en 2010 dont 84 % issus du réseau d'État) comprend :

- des fonctionnaires ;
- des praticiens hospitaliers ;
- des agents contractuels de droit public ou privé ;
- des agents de droit privé relevant des organismes de Sécurité sociale.

Rappelons que le personnel des ARH comprenait, outre les services départementaux et régionaux de l'État, compétents en matière sanitaire (DDASS, DRASS) :

- des fonctionnaires des trois fonctions publiques placés en position de détachement ;
- des agents mis à disposition par les signataires de la convention constitutive, à la demande des agents concernés ou par tout service de l'État ;
- à titre exceptionnel et subsidiaire, des agents contractuels de droit public recrutés par l'Agence.

De fait, le champ du recrutement des ARS s'ouvre clairement sur la contractualisation, marquant ainsi une volonté des pouvoirs publics de s'écarter de principes de gestion trop empreints d'un « esprit catégoriel » aux rigidités certaines, considéré parfois comme un frein au dynamisme de l'action publique.

Le DGARS a autorité sur l'ensemble des personnels de l'Agence ; il gère directement les personnels contractuels et est associé à la gestion des fonctionnaires *détachés*. Ces personnels, quels que soient leurs statuts, ne peuvent avoir un intérêt direct ou indirect dans une personne morale relevant de la compétence de l'agence où ils servent.

Au sein de chaque agence sont instaurés un *Comité d'agence* et un *CHSCT*. Leur constitution et leur fonctionnement dérivent de la loi nº 84-16 du 11 janvier 1984 portant statut de la fonction publique de l'État, des adaptations étant possibles pour permettre la représentation des agents de droit privé de l'Agence.

5. **L'extinction des DDASS et DRASS** – Avec l'ordonnance du 24 avril 1996 créant les ARH, les services départementaux (DDASS) et régionaux (DRASS) de l'État compétents en matière sanitaire, dont l'intervention se trouvait nécessaire à l'exercice des pouvoirs et responsabilités dévolus aux agences, avaient été mis à la disposition de celles-ci. Le directeur de l'Agence adressait directement aux chefs de service concernés les instructions nécessaires à l'exécution des tâches qu'il confiait auxdits services[1].

Étaient donc repositionnés dans le cadre de l'Agence régionale les pouvoirs et compétences jusqu'alors détenus par les préfets et les services déconcentrés de l'État qui se trouvaient assujettis au mode de fonctionnement et aux attributions spécifiques de l'Agence régionale. Ces services restaient cependant des entités autonomes.

La création des ARS abolit cette organisation en lui donnant une dimension totalement intégrative. La mise en place des agences répond (cf. *supra*) à une double volonté des pouvoirs publics : améliorer l'efficacité de l'ensemble

1. Ordonnance nº 2000-548 du 15 juin 2000, art. L. 6115-8.

du système de santé dans l'ensemble de ses composantes et renforcer l'ancrage territorial d'une telle politique. Par voie de conséquence et souci de simplification, afin de rendre la décision plus homogène dans son élaboration et plus efficiente dans sa mise en œuvre, les ARS regroupent en leur sein les organismes suivants : ARH, pôles santé et médico-social des DDASS et des DRASS, URCAM, groupements régionaux de santé publique (GRSP), missions régionales de santé (MRS), pôle sanitaire des CRAM. Ces services se trouvent ainsi rassemblés en une seule entité juridique. La réalisation des objectifs de santé voulus par l'Agence est portée, sur le terrain, par des *délégations territoriales*, non autonomes et d'échelon départemental.

Quoique ayant perdu toute substance, rappelons l'historique de ces services qui ont longuement marqué notre organisation sanitaire territoriale.

A) *Les Directions départementales des affaires sanitaires et sociales (DDASS)*. – Les services extérieurs départementaux du ministère de la Santé dataient de 1941 avec la création, alors, des directions départementales de la santé publique et de la population. Les *directions départementales de l'action sanitaire et sociale (DDASS)* leur ont succédé, en 1964, fruit de la fusion de plusieurs administrations déjà existantes (direction de la population, direction de la santé, bureau de l'aide sociale et de la tarification).

Le décret nº 77-429 du 22 avril 1977 rattacha aux DDASS l'Inspection départementale de la santé, leur conjonction donnant naissance aux *directions départementales des affaires sanitaires et sociales*. Dans le cadre des lois de décentralisation de 1982-1983 et des transferts de compétences afférents, une partition intervient : une « DDASS-État » coexistant avec une « DDASS-département » (le sigle la qualifiant pouvant varier d'un département à l'autre).

Les DDASS, suite à cette dichotomie, perdirent l'essentiel de leurs compétences sociales et médico-sociales au bénéfice des services relevant du conseil général.

Le décret nº 94-1046 du 6 décembre 1994 vint redéfinir leurs attributions. La DDASS, placée sous l'autorité du préfet de département, devenait responsable de la mise en œuvre des politiques sanitaires, médico-sociales et sociales définies par les pouvoirs publics, conçues au plan régional. La prééminence régionale était initiée : elle débouchera sur les ARH et la situation d'aujourd'hui.

B) *Les directions régionales des affaires sanitaires et sociales (DRASS).* – Les DRASS ont longtemps été définies comme une administration de mission (planification, organisation des secours, politiques de formation des professionnels de santé, tutelle des organismes de Sécurité sociale…) par opposition à l'administration de gestion qui caractérisait les DDASS (contrôle des établissements).

C'est en 1964 que les pouvoirs publics dotèrent les circonscriptions régionales d'un Service régional de l'action sanitaire et sociale (SRASS). Le décret n° 77-429 du 22 avril 1977 érigea ces services régionaux en directions régionales des affaires sanitaires et sociales (DRASS) par regroupement de trois services :
– le Service régional de l'action sanitaire et sociale (SRASS) ;
– les directions régionales de la sécurité sociale (DRSS) ;
– l'Inspection régionale de la santé (IRS).

L'instruction générale du 21 juin 1977 posa les objectifs de cette réforme : assurer une meilleure cohésion des services de l'État, faciliter la mise en œuvre d'une politique globale de la santé, mieux maîtriser l'évolution des dépenses qu'y consacre la nation. Cette constante ne se démentira pas : le dispositif de 2009 en témoigne.

Dans ce contexte, en 1994, leurs missions et attributions prirent une tout autre dimension[1]. Il convient au préalable de rappeler que, à titre expérimental en 1991[2], trois directions régionales et interdépartementales de la santé et de la solidarité (DRISS en régions Auvergne, Haute-Normandie et Midi-Pyrénées) étaient mises en place avec pour vocation de conférer un rôle décisionnel nouveau aux DRASS.

1. Décret n° 94-1046 du 6 décembre 1994.
2. Décret n° 91-987 du 26 septembre 1991.

Le décret du 6 décembre 1994 concrétisa cette expérimentation : les DRASS se voyaient confier la responsabilité de la mise en œuvre, au niveau régional, des politiques sanitaires, médico-sociales et sociales définies par les pouvoirs publics avec la plénitude des compétences s'y attachant, notamment en termes d'allocation de moyens, le rôle des DDASS régressait d'autant.

Cette constitution d'un échelon régional fort quasiment omnipotent recélait les prodromes des ARH. La mise en place des ARS conclut cette évolution.

III. – Le financement des établissements de santé : la T2A

La question du financement de l'offre sanitaire est consubstantielle à son histoire. Sa prégnance s'est accusée avec, d'une part, la médicalisation croissante de ses missions et, d'autre part, la socialisation de ce financement *via* la mise en place, en 1946, de notre système de Sécurité sociale. Le financement, certes non exclusif mais fortement majoritaire, de cette organisation par l'assurance-maladie, porte, dans sa conception même, la difficulté essentielle de rendre adéquats moyens requis et ressources mobilisables.

Rappelons-en les étapes significatives.

Le décret du 7 floréal an XIII faisait obligation aux administrations charitables de présenter annuellement le décompte de leurs journées et créait la fonction d'ordonnateur confiée à un membre de la commission administrative.

Le recours à un « prix de journée » ne s'établit que lentement, en parallèle à la rétraction des ressources traditionnelles de l'hôpital issues en particulier de leur dotation (biens-fonds et rentes) et à l'impact croissant de charges inéluctables : les lois d'assistance de la fin du XIXe siècle[1] autorisent alors les établissements à réclamer des frais d'hospitalisation calculés en fonction du prix de revient du service rendu. Ce principe ne sera homogénéisé et uniformisé qu'en 1941.

1. Lois de 1893 et de 1905.

La réforme de la tarification des soins dispensés dans les établissements sanitaires avait été envisagée dès la loi du 31 décembre 1970[1]. Néanmoins, les premiers essais visant à remanier le financement des hôpitaux ne furent posés, dans leur principe, que par la loi n° 78-11 du 4 janvier 1978[2].

S'est trouvé retenu et imposé par la loi n° 83-258 du 19 janvier 1983 le principe d'une dotation globale de financement (DGF) improprement appelé « budget global » qui opéra un premier bouleversement du système de financement des hôpitaux.

Ces principes budgétaires ont été revus afin de mieux tenir compte de l'activité hospitalière constatée en volume et en nature, se fondant sur une analyse médico-économique différenciée des activités de soins[3].

Une nouvelle réforme (la *tarification à l'activité* ou *T2A*) s'applique depuis 2004 selon une montée en charge progressive. Cette réforme du financement était en gésine dans la réforme hospitalière du 31 juillet 1991 qui relançait la question de financement tenant compte des pathologies et de l'activité des établissements, sans qu'une suite effective y ait été donnée à cette époque. D'autre part, la loi établissant la couverture maladie universelle (CMU) en 1999 avait arrêté le principe d'une expérimentation tarifaire. Le plan « Hôpital 2007 » en a assuré la promotion. Ce dernier point est à souligner dans la mesure où l'objectif affiché fut d'utiliser l'outil financier afin d'inciter à la rénovation de la gestion des établissements sanitaires dans son ensemble. La gouvernance hospitalière procède donc du mode de financement des structures : les principes d'organisation interne posés par la loi HPST ne dérogent pas à cette logique.

1. **Un tarif historique : le prix de journée.** – Le prix de journée représentait une tarification « hôtelière » et privilégiait ainsi la fonction hébergement de l'hôpital.

1. Loi du 31 septembre 1970, art. 52.
2. Décrets d'application du 24 mars 1978 et du 10 mars 1981.
3. Arrêté du 20 septembre 1994.

En ce sens, il ne pouvait être un instrument pertinent de mesure de l'activité hospitalière, conçu dans le cadre d'un « hôpital-entreprise » et tourné vers l'évaluation économique des activités de soins et des « plateaux techniques », supports de leur mise en œuvre.

Notons que le rapport introductif au IXe Plan (1984-1988) mettait clairement en exergue : « De 1950 à 1982, la part du produit intérieur brut consacrée à la santé est passée de 2 à 8 % ; il sera difficile de dégager, sans conséquence économique ou sociale grave, de nouvelles ressources à la mesure des masses financières nécessaires pour alimenter la poursuite d'une progression à un rythme aussi élevé. » (La part des dépenses de santé dans le PIB est aujourd'hui de 14 %.)

Tout était dit.

A) *Les conséquences économiques du prix de journée.* – Ce système de tarification a été considéré comme l'un des facteurs ayant favorisé la progression exponentielle des dépenses d'hospitalisation, et il fut légitimement taxé d'être générateur d'inflation.

B) *Les inconvénients du prix de journée en matière de gestion hospitalière.* – Le prix de journée constituait un système, commode (parce que simple) mais imparfait, de traduction tarifaire de l'activité hospitalière. Il ne pouvait jouer le rôle d'indicateur de qualité en matière tant de soins que de gestion, car contradictoire de la réduction des durées de séjour, premier indicateur de l'efficience des soins.

2. **Le budget global**

A) *Les objectifs.* – Très schématiquement, on peut les envisager sous les aspects suivants :

- mettre un terme au système du prix de journée, confus et inflationniste, tel que nous venons de le décrire ;
- maîtriser les dépenses hospitalières et donc contribuer à pérenniser notre système de protection sociale ;

– améliorer les méthodes de gestion de l'hôpital et donc son efficience (optimisation du rapport coût/efficacité) ;
– mettre en évidence la responsabilité économique des acteurs, en particulier celle des médecins, considérés comme « ordonnateurs primaires » des dépenses ;
– promouvoir une réforme du contrôle médical hospitalier de la Sécurité sociale orienté vers une action plus globale d'appréciation de la qualité des soins dispensés.

B) *La dotation globale de financement (DGF)*. – Cette dotation représentait, en moyenne, 80 % des ressources budgétaires des établissements.

a) L'application de la DGF a marqué la naissance d'un véritable financement fondé sur la *production de soins*.

Cette dotation s'imposait à tous les EPS et aux établissements PSPH. Les établissements privés à but lucratif et privés à but non lucratif ne participant pas au SPH en étaient exclus. Néanmoins, un autre système fondé sur l'encadrement d'activité (OQN : objectifs quantifiés nationaux) des établissements privés participait d'une logique identique.

b) Lorsque des difficultés de fonctionnement ou de gestion étaient constatées, le fonctionnement et la gestion des EPS pouvaient être soumis à l'examen d'une *mission d'expertise économique et financière* composée du trésorier-payeur général, du DRASS, du directeur départemental de la concurrence, de la consommation et de la répression des fraudes, du directeur de la CRAM et du directeur de la caisse pivot versant les quotités budgétaires mensuelles.

C) *Les résultats*. – Le budget global a provoqué un blocage des recettes et un ralentissement des dépenses : l'objectif assigné fut donc atteint.

En effet, tels que structurés, les budgets hospitaliers étaient soumis à un *taux directeur national* calqué sur l'inflation et la croissance du PIB. Ce taux, parfois qualifié de « restructurant », permettait la reconduction *a minima* des moyens passés de la section d'exploitation. Ce dispositif mit mécaniquement un coup d'arrêt à la croissance des dépenses hospitalières.

Ce taux se trouvait assorti de « marges de manœuvre » (départementale et régionale), véritables variables d'ajustement, permettant le financement de missions et d'actions spécifiques auxquelles seuls quelques établissements étaient éligibles (d'où la lecture restructurante, ou planificatrice, que l'on peut légitimement en faire). En 1995, cette marge ne fut plus que régionale, relevant donc de décisions unilatérales des DRASS. Le passage à une logique de financement régionalisée l'emportait, comme c'était déjà le cas pour le champ propre de la planification : dès ce moment, mode de financement et régulation de l'offre, rendus jointifs dans leurs objectifs, adhéraient l'un à l'autre.

3. **L'ordonnance du 24 avril 1996 : un financement régionalisé.** – La disparition en 1995 des marges de manœuvre départementales au bénéfice unique de marges régionales avait pris pour objectifs majeurs :

- d'une part, de renforcer la politique de redéploiement des ressources en réduisant les disparités de moyens entre établissements ;
- d'autre part, d'accroître la fongibilité des ressources entre les différentes enveloppes sanitaires et médico-sociales ; de permettre la poursuite du développement des alternatives à l'hospitalisation et pouvoir faire face aux besoins nouveaux liés à la prise en charge des personnes âgées dépendantes et des personnes lourdement handicapées.

Jusqu'alors, l'enveloppe annuelle dans sa double compétence, sanitaire, d'une part, et médico-sociale et sociale, d'autre part, était gérée dans le seul cadre départemental. La création d'une enveloppe régionale unique autorisait donc une gestion stratégique des ressources dans le cadre régional en fonction de l'impératif de maîtrise des dépenses de santé et de rationalisation du tissu sanitaire. Ce dispositif préfigurait le volet budgétaire de l'ordonnance du 24 avril 1996.

A) *La modernisation du financement et de la tarification : budget global et PMSI.*

a) Le budget global, s'il avait en effet contribué à la déflation des dépenses hospitalières, ne le fit que de manière indifférenciée, appliquant « en aveugle » un taux de progression budgétaire (taux directeur, cf., p. 113) à l'ensemble des budgets hospitaliers sans prendre réellement en compte la réalité des activités développées par les différents établissements (à l'exception du mécanisme des marges de manœuvre précédemment décrit).

S'est donc imposée la mise en cohérence des budgets avec le volume exact et la nature réelle de l'activité médicale des établissements. Dans cet esprit, le ministère de la Santé développa, en 1996, le principe d'utilisation des données d'activité issues du PMSI pour redéfinir les bases budgétaires des établissements.

b) Le *programme de médicalisation des systèmes d'information (PMSI)* a été introduit en 1983 en France, inspiré d'expérience nord-américaine (cf. les travaux de l'économiste Robert Fetter). Il a été mis en application de manière progressive (1984-1985) et n'a réellement pris corps qu'en 1992 dans les disciplines de court séjour, dans le contexte de la loi hospitalière du 31 juillet 1991 qui imposa aux établissements de santé, tant publics que privés, l'analyse de leur activité. La loi DMOS n° 93-121 du 27 janvier 1993 compléta cet aspect en obligeant les praticiens hospitaliers (très rétifs jusqu'à ce moment) à transmettre, dans le cadre du PMSI, les données médicales nominatives nécessaires à l'analyse de leur activité au médecin responsable du département d'information médicale (DIM) de leur établissement.

B) *Dans le cadre de l'ordonnance du 24 avril 1996, le financement des établissements publics et privés a été irrévocablement régionalisé mais est resté non harmonisé entre public et privé, ces deux secteurs d'activités sanitaires continuant de dépendre de deux enveloppes budgétaires différentes.*

a) Établissements financés par dotation globale de financement (DGF). Dans les EPS et dans les établissements PSPH, la part des dépenses prise en charge par les régimes d'assurance-maladie restait financée sous la forme d'une dotation globale annuelle (DGF), arrêtée, pour chaque établissement, par le directeur de l'ARH.

Au plan national, le Parlement s'est vu, dans le cadre de cette réforme (et cela est toujours le cas aujourd'hui) confier le vote d'une loi annuelle de financement de la Sécurité sociale (LFSS), répartissant par enveloppes nationales des financements dédiés (soins de ville, sanitaire, social). Les ministres de la Santé et de l'Économie arrêtaient, dans le cadre de l'enveloppe sanitaire, un taux annuel d'évolution des dépenses hospitalières compte tenu d'une évolution jugée compatible avec un objectif national d'évolution des dépenses d'assurance-maladie (ONDAM) lui-même déterminé par la LFSS.

Le montant annuel ainsi calculé des dépenses hospitalières autorisées était constitué en dotations régionales. Le montant des dotations régionales se trouvait fixé par le ministre de la Santé en fonction des SROS et des priorités retenues soit nationalement, soit localement en matière de politique sanitaire, en tenant compte de l'activité et des coûts des établissements et en ayant pour objectif la réduction progressive des inégalités de ressources entre régions et établissements. Cette activité était quantifiée et valorisée *via* un cumul annuel de points ISA (indice synthétique d'activité) représentatifs des pathologies responsables des hospitalisations.

b) L'hospitalisation privée. Un contrat tripartite national conclu pour cinq ans entre le ministre de la Santé, la Caisse nationale d'assurance-maladie, au moins une autre caisse nationale d'assurance-maladie, et une au moins des organisations syndicales membres du Comité professionnel national de l'hospitalisation privée déterminait :

– les obligations respectives des ARH, des organismes d'assurance-maladie et des établissements de santé privés ;
– la classification des prestations d'hospitalisation tenant compte des traitements par pathologie ou par groupes de pathologies (d'où extension du PMSI à l'hospitalisation privée) ;

– les modalités de transmission par les établissements aux agences régionales et aux organismes d'assurance-maladie des informations relatives, d'une part, aux frais d'hospitalisation, d'autre part, aux honoraires des médecins y exerçant leur activité.

Le mécanisme de régulation globale du secteur de l'hospitalisation privée par un objectif quantifié national (OQN) était maintenu. Toutefois, sa répartition par région était rendue effective afin de poursuivre un objectif de rééquilibrage des montants régionaux sous forme d'objectifs quantifiés régionaux (OQR).

c) Le principe de régionalisation budgétaire était donc parfaitement posé. L'ARH se trouvait chargée de répartir les enveloppes budgétaires entre les différents établissements. Pour ce faire, elle disposait des données du PMSI généralisé aux cliniques privées. On pouvait ainsi « comparer les coûts, encourager les structures les moins onéreuses et, grâce aux contrats, remédier aux inégalités de moyens constatés entre les établissements ». Les principes posés en 1983 et qui avaient fondé le système de budget global étaient donc globalement reconsidérés : l'allocation de ressources s'adossait désormais à l'activité constatée des établissements.

d) Ce système resta cependant peu incitatif et donc critiquable : absence de fongibilité budgétaire public/privé ; subsistance d'écarts budgétaires importants et non résolus entre les régions – et, au sein des régions elles-mêmes, entre établissements. Cette procédure n'a pu gommer les inégalités qui existaient lors de sa mise en place, et les politiques de contractualisation n'ont guère permis de lisser ces distorsions.

D'autre part, la coexistence de deux modes de financement distincts pénalisait les rapprochements souhaités entre le public et le privé alors que l'ensemble des dispositions législatives réglementaires des vingt dernières années concourait à cet objectif.

Les insuffisances de la régulation budgétaire globale par le PMSI ont conduit à une nouvelle réforme qui s'est inscrite dans le cadre de la réforme globale de la gouvernance hospitalière déjà évoquée : le plan « Hôpital 2007 » (ordonnances de 2003 et 2005).

4. **La tarification à l'activité (T2A).** – Cette réforme, plus connue sous son abréviation « T2A », a été rendue effective par la loi n° 2003-1199 du 18 décembre 2003 de financement de la Sécurité sociale pour 2004 (*JO* du 19 déc. 2003), dans ses articles 23 à 34. Elle est le fruit des conclusions du travail réalisé par la mission ministérielle « Tarification à l'activité » mise en place en novembre 2002 et chargée de concevoir une réforme du système de financement des établissements de santé publics et privés afin d'en harmoniser le financement (c'est-à-dire qu'il soit à l'identique pour tous les établissements de santé).

Des travaux de simulation d'impacts de cette nouvelle tarification ont été initialement réalisés sur la totalité des établissements de six régions avec l'appui d'ARH expérimentatrices (Île-de-France, Rhône-Alpes, Provence-Alpes-Côte d'Azur, Aquitaine, Bretagne, Réunion).

Cette réforme prit lieu et place du projet non abouti de tarification à la pathologie prévu par la loi CMU du 27 juillet 1999 (art. 55) dont l'ancrage sur l'activité effective constituait déjà le principe de base. Cette nouvelle étape dans le mode de financement des établissements sanitaires s'inspira d'un dispositif déjà en place dans une dizaine de pays de l'OCDE. C'est ainsi que les États-Unis, la Grande-Bretagne, la Suède, la Norvège, le Canada (Québec) ou encore l'Allemagne ont mis en place un financement à l'activité.

La T2A a permis de passer de la logique de moyens qui prévalait jusqu'alors à une logique de résultats conforme à l'esprit de la loi organique relative aux lois de finances (LOLF).

A) *Le principe de la T2A.* – Le principe posé est simple : le financement doit suivre l'activité produite.

Un lien quasi automatique est ainsi constitué entre, d'une part, le volume et la nature de l'activité annuelle de soin effectivement réalisée et constatée (*via* le codage des actes dans le cadre du PMSI), et, d'autre part, les ressources de fonctionnement allouées aux établissements. Un niveau de financement préalablement établi (un « tarif ») pour chaque type d'activité, d'où le thème de « tarification à l'activité », permet de déterminer le volume budgétaire global de chaque établissement.

La tarification à l'activité a été conçue comme un outil de redistribution et non comme une hypothèse d'accroissement global des ressources. Ceci veut dire que le principe de financement régulé nationalement *via* la LFSS reste en place. Les ressources disponibles nationalement restent donc sous contrainte : il s'agit uniquement (mais l'enjeu est considérable) de faire en sorte que la redistribution s'effectue automatiquement en proportion de la nature et du volume d'activité effectivement réalisé par les établissements.

Les objectifs de cette articulation du financement autour de la notion centrale d'activité réalisée sont clairs :

- plus grande médicalisation du financement (l'on mettra ce point en relation avec le pilotage médico-administratif des établissements, cf. chap. III) ;
- responsabilisation des acteurs et incitation à adapter les pratiques pour garantir l'efficience ;
- équité de traitement entre les établissements publics et privés (tout statut confondu), d'où une incitation facilitée à la mise en place de coopérations entre ES, la disharmonie tarifaire (et donc la production de ressources) étant levée ;
- développement d'outils de pilotage qualitatif (nécessité de la certification et des démarches qualité) et médico-économiques (contrôle de gestion et comptabilité analytique).

L'outil unique de description d'activité réalisé est ciblé sur la classification commune des actes médicaux (CCAM).

En regard, la classification des groupes homogènes de malades (GHM) issue du PMSI est améliorée en continu (l'année 2009 a vu l'adoption d'une version 11), l'objectif étant de préciser la description médico-économique de l'activité de soins au sein d'un groupe de malades composé de séjours dont le coût moyen est le plus homogène possible, d'où la notion retenue de groupes homogènes de séjours (GHS). À chaque GHS s'applique un tarif national. Ce tarif détermine la rémunération et donc les recettes des établissements. Il couvre les salaires du personnel médical et non médical, les frais des consommables médicaux et des produits pharmaceutiques (hors liste des molécules onéreuses), l'amortissement, la maintenance, la logistique médicale, les actes médico-techniques et les frais de structure. Le GHS constitue la recette que l'ES va recevoir pour avoir pris un patient en charge. D'où un impératif absolu pour tout ES : s'assurer de la fiabilité (exactitude et exhaustivité) de la codification de tout séjour ou de toute activité, ou prise en charge hospitalière.

B) *Une entrée en vigueur progressive*. – Les établissements publics et privés antérieurement financés par DGF sont entrés dans la réforme de la T2A au 1er janvier 2004 (au 1er oct. 2004 pour le privé non PSPH).

D'application progressive, la part financée par l'activité s'est généralisée aux dépens de la part d'activité restant financée par dotation annuelle de financement (DAF, héritière de la DGF).

Cette réforme tarifaire s'applique, aujourd'hui, totalement aux activités de soins MCO. Elle doit s'étendre, à brève échéance, à l'ensemble du champ de l'activité hospitalière – soins de suite et de réadaptation (SSR), psychiatrie – restant financé par la DAF faute d'outil de tarification pleinement valide. Pour les deux spécialités concernées, la cotation à l'acte est inadaptée et prévaut la valorisation de la prise en charge dont la modélisation n'est pas totalement aboutie (cf. *La valorisation à l'activité ou VAP pour la psychiatrie*).

Pour le financement ne relevant pas de l'activité, l'encadrement est national *via* une enveloppe MIGAC (missions d'intérêt général et d'aide à la contractualisation, une troisième sous-enveloppe intégrant le financement des MERRI, missions d'enseignement de recherche, de référence et d'innovation ; au total huit milliards d'euros en 2011, soit 11 % de l'ONDAM hospitalier) qui finance les activités n'ayant pas vocation à être soumises à une tarification variable (tels l'enseignement, la recherche, le SAMU, les actions de santé publique tels la morbidité des plus démunis, les centres antipoison…) ou qui se trouvent en lien avec la contractualisation externe des établissements avec l'Agence régionale (mise en œuvre des CPOM). Ce dispositif de financement est appelé à être réformé afin de rester l'exception et donc en retrait de la T2A (cf. Rapport du sénateur Jean-Jacques Jegou, juillet 2011).

Notons que cette réforme de fond a nécessité une adaptation du cadre budgétaire et comptable des établissements : en 2006, le budget annuel a été remplacé par un état prévisionnel de recettes et de dépenses (EPRD) basé sur des prévisions d'activité fondant elles-mêmes une évaluation de recettes et, par-delà, un niveau de dépenses ouvertes sur la base de ces prévisions de recettes.

CONCLUSION

Les évolutions législatives de ces dernières décennies, en matière sanitaire, se sont toutes voulues, à des degrés variables, contributives de la maîtrise des dépenses de protection sociale nécessaire au maintien des grands équilibres d'économie nationale : cela est connu, indéniable.

La loi du 21 juillet 2009 impose de nouveaux modes de gestion fondés sur un pilotage médico-administratif des établissements ainsi qu'un contexte relationnel renouvelé entre les établissements de santé eux-mêmes, publics ou privés, et l'État.

Tout cela se conjugue aux modifications législatives déjà apportées à la prise en charge organisée de la demande de soins. Ces réformes structurelles ont permis de développer des procédures de concertation, de communication et donc de participation de l'ensemble des acteurs au processus de décision. Cogérer la santé, en fédérant ses acteurs, est bien l'optimum recherché.

En parallèle s'est imposée, corrélativement à la restructuration du tissu sanitaire, la nécessité d'évaluer les coûts après les avoir individualisés. C'est ainsi que la généralisation du PMSI et une cotation des actes aboutie ont permis de produire des indicateurs sûrs et de concourir à une répartition plus pertinente des soins et des ressources, entre les différents établissements.

La T2A qui fonde l'allocation de moyens sur l'activité (donc sur la « production » de soins) y puise sa logique.

Dans ce contexte, l'État affirme son rôle régulateur. De fait, l'échelon régional déconcentré a pris une importance prépondérante en matière décisionnelle. Cela n'était qu'en filigrane dans la loi *princeps* du 31 décembre 1970 où les DRASS géraient les politiques de planification, juste ébauchées dans celle du 31 juillet 1991 créant les schémas régionaux de planification. Ce principe ne s'est réellement imposé qu'avec les ordonnances d'avril 1996 et se confirme très largement aujourd'hui par la loi HPST.

Outre la gestion du dispositif planificateur, les agences régionales de santé ont pour mission d'optimiser l'utilisation des ressources et donc de procéder aux arbitrages stratégiques entre les différents établissements en les faisant adhérer à la réalité des besoins de santé publique, celle des territoires.

En ce qui concerne les établissements publics de santé, il leur est fait obligation, *via* leur projet d'établissement et les CPOM, d'adhérer au principe de contractualisation conforme à l'esprit de la planification devant conduire à une nouvelle adéquation des activités de soins et de leur financement aux besoins de santé. Leur gouvernance a été revue en profondeur, favorisant leur décrochage des influences décisionnelles locales.

L'avenir, plus que jamais, passe donc, pour les établissements de santé dans leur ensemble, publics et privés, par une réflexion commune à mener sur une utilisation pertinente de leurs moyens, leur structuration, leur hiérarchisation au sein de territoires de santé homogènes. Cela veut dire que l'offre de soins se doit d'être fondamentalement harmonisée, constituant, par une volonté soutenue de complémentarité, un maillage du territoire national. Cette cohésion nouvelle où les acteurs de santé libéraux tiennent une place reconnue autorise une desserte optimale des populations et constitue une des réponses majeures que la collectivité nationale est à même d'apporter au besoin général de santé.

C'est dire combien les missions de service public, d'intérêt général, constituent, dans leurs valeurs, leur diversité de nature et d'expression, le socle de notre système sanitaire.

BIBLIOGRAPHIE

OUVRAGES

Angelloz-Nicoud M., *La Réforme du mode de financement des établissements de santé*, Bordeaux, Les Études hospitalières, 2005.

Arbuz G., Debrosse D., *Réussir le changement à l'hôpital*, Paris, InterÉditions, 1996.

Budet J.-M., Blondel F., Gaymard H. (préf.), *Les Clés de l'ordonnance du 24 avril 1996. La réforme de l'hospitalisation publique et privée*, Paris, Berger-Levrault, coll. « H », 1998, 290 p.

Budet J.-M., Blondel F., *L'Hospitalisation publique et privée. Des ordonnances de 1996 au plan « Hôpital 2007 »*, Paris, Berger-Levrault, 2004.

Bourdon A., Lebel C., Magnien L., *Le Système de protection sociale*, Paris, Ellipses, coll. « Droit-Économie-Gestion », 2002, 64 p.

Clément J.-M., *1900-2000. La mutation de l'hôpital*, Bordeaux, Les Études hospitalières, 2001.

– *Dictionnaire des principaux sigles du droit et de l'administration hospitalière*, Bordeaux, Les Études hospitalières, 4e éd. 2008, 145 p.

Clément J.-M., Bernard J. (préf.), *1900-2000 : la mutation de l'hôpital*, Bordeaux, Les Études hospitalières, 2001, 218 p.

Clément J.-M., *Droits des malades. Les répercussions de la loi du 4 mars 2002 dans le champ du droit hospitalier*, Bordeaux, Les Études hospitalières, coll. « Essentiel », 2002, 87 p.

– *Mémento de droit hospitalier*, Paris, Berger-Levrault, 14e éd., 2011.

– *La Crise de confiance hospitalière : constat, causes, réformes*, Bordeaux, Les Études hospitalières, 2003, 221 p.

Couty É. et Tabuteau D., *Hôpitaux et cliniques. Les réformes hospitalières*, Paris, Berger-Levrault, 1993.

Kervasdoué J. de, *L'Hôpital*, Paris, PUF, coll. « Que sais-je ? », 2004.

Dupeyroux J.-J., Pretot X., *Droit de la Sécurité sociale*, Paris, Dalloz, coll. « Mémentos », 2003, 136 p.

Dupont M., Esper C., Paire C., *Droit hospitalier. Établissements publics et privés*, Paris, Dalloz, coll. « Cours Dalloz/Série droit public », 7e éd., 2009, 469 p.

Dupuis J.-M., *Le Financement de la protection sociale*, Paris, PUF, coll. « Que sais-je ? », 1994.

Forcioli P., *L'Accréditation. Démarche, mise en œuvre et prospectives*, Paris, Masson, 2001, 222 p.

Huteau G., *Sécurité sociale et politiques sociales*, Paris, Masson, 3e éd., 2001.

Imbert J., *Les Hôpitaux en France*, Paris, PUF, coll. « Que sais-je ? », 1994.

Maillard C., *Histoire de l'hôpital de 1940 à nos jours : comment la santé est devenue une affaire d'État*, Paris, Dunod, 1986.

Raynaud J., *Les Chambres régionales des comptes*, Paris, PUF, coll. « Que sais-je ? », 1992.

Rochaix M., *Les Questions hospitalières de l'Ancien Régime à nos jours*, Paris, Berger-Levrault, 1996.

Soene A., *L'Hôpital sous la Ve République*, Bordeaux, Les Éditions hospitalières, 1994.
Thévenet A., *Les Institutions sanitaires et sociales de la France*, Paris, PUF, coll. « Que sais-je ? », no 2319, 2002.

REVUES

Les Cahiers hospitaliers, personnel et formation ; *Gestions hospitalières* ; *La Revue hospitalière de France* ; *Techniques hospitalières* ; *Revue française des affaires sociales* ; *Revue médicale de l'assurance-maladie des travailleurs salariés* ; *Le Quotidien du médecin* ; *Journal d'économie médicale* ; *Décision santé* ; *La Gazette de l'hôpital.*

TABLE DES MATIÈRES

Mis en pages et imprimé en France
par JOUVE
1, rue du Docteur Sauvé, 53100 Mayenne
mai 2012 - N° 880796D

JOUVE est titulaire du label imprim'vert®